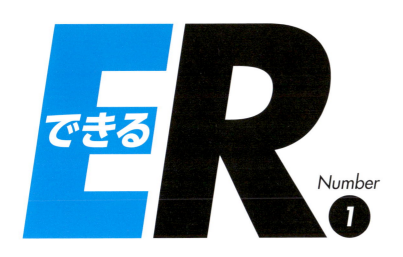

できるER

Number 1

Update and Current Practice

ERは最初の1時間を支配せよ！
Golden hour
—— 腹部症状患者への対応

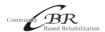

お断り

本書は他の成書とは大きく違っています！

　最初に強く申しておかなければならないことは，本書は"救急医を目指す"若き後輩に向けて執筆したものであって，消化器内科医を目指す医師のためでも，外科医を目指す医師のためでもありません．読者諸氏には，その点をくれぐれもお間違えないようにしていただきたいと思います．本書は，他の成書とはコンセプトが大きく異なっている，まさに"救急医療界における**禁断の書**"といえるかもしれません．

　本書の内容は，一般外来や入院病棟での診察・診療の手順とは大きく異なっています．あくまでも，救急外来（Emergency Room：ER）という**特殊な臨床現場**における診療手順の**ひとつの考え方**を示したものです．筆者両名は，いろいろな場面で"諸説"があることを十分にわきまえながら執筆しています．

　さて，筆者両名は消化器疾患の専門医ではありません．救急医（ER医）です．当然，消化器疾患のことを専門医ほど深く知っているわけではありませんし，消化管内視鏡検査もできません（田中の場合，研修医の頃は"割と上手だったかな⁈"という自負はありますが……）．そんな私たちが，どうして消化器疾患の書籍を執筆することになったのか．それは，救急外来における診療の流れは，これまでの成書に記載されてきたようには決して進まないことを，自身の経験から痛感しているからです．むしろ，一般の臨床のとおりに進まないことのほうが普通なのです．

　諸々の**evidence**は他の名著や成書にお任せするとして，本書には救急医としての筆者たちの，まさに"血と涙と汗にまみれた"**experience**（独断・失敗体験）が満載です．

　しかし，本書の読後に何らかの"想い"を抱いていただけることも確信しています．本書が，救急医を志してくれる若き臨床医を増やすことに微力ながらも貢献することになれば，筆者両名はたいへん嬉しく思います．

　ただし，本書の中身をすべての診療に応用できるなどと決して思わないこと，決してそのままマネせぬこと，指導医の先生に向かって本書を挙げて「だって，この本に書いてありましたよ！」などと，口が裂けても決していわないこと（笑）——以上を固くお守りください．

　そして，読者のネットを荒らすようなマネは決してしないよう，筆者両名は切に願っております．

筆者を代表して
田中　敏春

なぜ，ERでは"常に時間を意識"しなければならないか

――序にかえて

　そもそもERという臨床現場は，同時に複数の様々な患者さんに対応しなければならない宿命を背負った現場です．筆者らが勤務する施設のERはまさにそういう現場で，患者さんを診療している最中であっても，救急隊からさらなる患者さんの収容要請が来ます．"ERという現場はそういうもの"であるということを十分に認識されたうえで，本書を読んでもらえると筆者としては大変助かります．

> **ERは，3人の患者さんを同時に診なければならない現場です！**

　目の前のベッドで横になっている，腹部症状を訴えるひとりの患者さんだけを診察するのでよいのであれば，筆者ですら患者さんから主訴，既往歴，現病歴などをじっくりと聞き（まあ20分はかかるでしょう），さらに時間をかけて丁寧な身体診察を行い（これも20分はかかるでしょう），病歴と診察所見から考えられる鑑別診断を挙げ，それらを効率よく判別または確定できるための画像検索を実施しますね．

　しかも，画像検索は低侵襲なものからやっていきます．まずは腹部超音波検査，そして単純X線．それから，その結果次第では血液検査を実施するかどうかを決めます．その際，血液検査ではどういう項目を調べるかを熟慮し，可能な限り少ない検査項目を提出します．そして，血液検査結果が出るまでの間に，必要ならば単純CTを撮影します．

　その単純CT写真をじっくりと読影し，その際に血液検査で腎機能（BUN, Cre, GFR値）の結果が出たら，造影CT検査を追加で実施すべきかどうか熟慮したうえで（もちろん放射線被曝の多さ，造影剤使用における副作用のデメリットと造影CT検査で得られる情報量のメリットとを天秤にかけます），必要ならば造影CT検査も実施します．そして，それらの結果から総合的に原因疾患を想定し，専門医にコンサルトしますね．

　われながら，**理想的な診療手順**（"**王道**"ともいいます）を披露してみたつもりです．ただ……，ERではこれは"絶対にあり得ません"（笑）！　このような診療で，いったい何人の患者さんをERで診療できますか？

　決して，前述の理想的な診療手順を否定するのではありませんが，現実的にはあり得ないsituationです．そんなあり得ないsituationで，理想とされる診療手順をいくら推奨してみたところで，所詮は"絵に描いたモチ"だと筆者は思うのです．

　ERという場で行われる医療は，離島での医療でも，かかりつけ患者さんが月イチの再診のためにやってくる内科外来での医療でもありません．離島の医療ならば，丁寧な病歴聴取と身体診察が極めて重要となり，そして超音波検査（利用できる画

像ツールが限られるでしょうから）に熟練する必要があります．ただし，患者さんの診療にかける時間には余裕があるのではないでしょうか．

その前提に立ったうえで，ERでは"時間を意識した診療"が必要と，筆者はつくづく思います．まず，ERでは無駄な時間を浪費しないことが重要です．いったい誰が「患者さんの診察とは，なによりまず病歴聴取から始める」と決めたのでしょうか？

病歴聴取から始めてはいけないといっているのではありません．できる状況であればそれでよいでしょう．重要なことは，ときには「検査結果が揃った後で，詳細な病歴聴取と身体診察を実施する」"柔軟さ"を持つことではないかと思うのです．

「診療とは病歴聴取から始まる」という固定観念を捨てないと，ERという現場は立ち行かなくなってしまうことを理解しておく必要があります．3人の患者さんを同時に診療しなければならないとき，3人すべてに「まずは病歴を聞いてから」の姿勢で臨もうとすると，3人目の患者さんの診療が始まるまでに，いったいどれほどの時間が"浪費"されてしまうでしょうか？

例えば，①腹痛症状の患者さんと，②睡眠薬中毒で眠っている患者さん，③交通事故で頭部打撲し頭痛を訴えている患者さんの3人を同時に診療しなければならないsituationであれば，②はおそらく点滴して入院が必要，③は入院か帰宅かの判断には頭部CT検査が必要，と予想できます．これが予想できないと，ERではなかなか厳しいです．少なくとも，"予想できるよう"に努力することが求められます．

だとすれば，①の患者さんは病歴聴取と身体診察から開始する，②の患者さんには点滴ルート確保（その際に血液検査もオーダー）をERスタッフに指示して，同時に病棟に入院の連絡を一報しておく，③の患者さんには，まず頭部CT検査をオーダーして，その結果が出たら診察する旨をERスタッフに周知する．このような工夫（?）により，3名ほぼ同時に診療を開始することができるのです．

このようにERでは，いま目の前の患者さんに対してどの段階まで診療プロセスが終了しているのか，どこまで検査結果が揃っているのか，来院してからどれだけの時間が経過しているのか，患者さんやご家族を待たせていないか，病状説明はどこまで終了しているのか等々，"絶えず時間を意識して"診療する姿勢が常に求められるのです．

ERでは，"来院からの1時間"が重要です！

筆者の経験から導き出された目安として，ERではひとりの患者さんに遅くとも"来院（診療開始からではありませんよ！）してから1時間までに"**disposition**（患者さんを入院させるか，帰宅させてよいのか，専門家にコンサルトすべきか否か等の判断）を決定したいところです．

患者さんが来院してからの1時間は，まさに"**Golden hour**"と呼ぶべき貴重

な1時間です．この1時間は，患者さんのために最大限有効に使うべきなのです．そのために，「来院してから△分までに，ここまでのプロセスを終了させる」という，ある程度細かい**"診療における時間割り"**を頭のなかに描いて，筆者は診療しています．

　本書では，救急医として日夜診療している筆者の頭のなかを余すことなくお見せする気概で執筆しています．

　"患者さんが来院してから1時間までにdispositionを決定する"という本書のコンセプトは，どんなにERが忙しくても，どれだけ複数の患者さんを同時に診なければならない状況であっても，基本的に守るべきものだと考えています．ただし，仮に各診療プロセス（時間割り）の順番を変更せざるを得ない場面があったとしても，それは問題ではありません（笑）．身体診察の前に，血液検査や画像検索をしてもよい場合はあります．最終的に，来院1時間までに患者さんのdispositionを決定することができれば，及第点です！

　そんな感じで，ERで患者さんひとりひとりを診療するたびに，筆者は自分自身を採点してきました．

　救急医は，目の前の患者さんに限られた時間内で最善（必ずしも最高ではありません）の対応をすべきことは当然ですが，同時に隣の診療ベッドに寝ている患者さんに対しても，同様に最善の対応を求められる医師なのです．

　繰り返しますが，本書は，目の前の患者さんひとりだけにじっくりと時間をかけることができる環境で診療する手順・方法を学ぶための書籍ではありません！　この点をくれぐれも勘違いしてはいけませんし，しつこいですがくれぐれもネットを荒らすようなことをしてはいけません（笑）．

ERは，"繁盛食堂の厨房"のようなものです！

　ERでの診療には，そもそも"細切れ"で"断片的"な診察結果と検査結果から，不確実な診断であっても患者さんの重症度・緊急度を判断し，dispositionを決定することが求められます．

　ただ，ときには血液検査や画像検査のみで診断できる"ストライク"な疾患も存在することを知っておきましょう．診察しないで診断することに，医師として過剰な良心の呵責を抱く必要はありませんからね，少なくともERにおいては．それが患者さんのためになると信じればこそ，です．

　だからこそ，患者さんが来院する（搬送されてくる）までに，どれだけ事前情報を入手できるか，救急隊からどれだけ簡潔かつ明瞭に患者情報を聴取できるかが，"ERでの時間を支配する"ことにつながります．

　ERとは，いわば"繁盛している街中の食堂（決して高級フランス料理店ではありません！）の厨房"のようなものであると，筆者は考えています．お客さん（患者

さん）から同時に複数の注文（主訴，症状）を受け，手早く料理を作ってお出しする（速やかに対応する）．

どちらかといえば，料理の完成度よりもスピード重視の現場ですので，そのための事前準備と時間管理が大切です．そして，素早く出てきた料理が「意外とおいしい」となれば，お客さん（患者さん）の満足度は上がります．これが，高級フランス料理店でさんざん待たされた挙句に，出てきた料理が「たいしておいしくない」としたら，お客さん（患者さん）からのクレームは必至でしょう（笑）．

ERでは，診断確定が重要なのではありません！

ERでは，患者さんに対して不要な害を与えず（"**do no harm**"），適切に専門医へつなげることこそ，救急医にとっての重要な役割と心得てください．限られた時間で診断確定できないとしても，"自身の医師としての能力の低さ"と思わないことです．

救急医にとって，診断確定よりも致死性の疾患を決して見逃さないこと，入院させるべき患者さんを帰宅させないことのほうが何倍も重要であること，しかと肝に銘じましょう．

そして，自分が下した診断が後で間違っていたとしても，くよくよする必要など全くありませんからね．「専門医にコンサルトできてよかった．患者さんのためになったのだな」と思うことです．救急医と各科専門医とでは，そもそも"能力を発揮する土俵が違う"と割り切りましょう．

ERとは，24時間いつでも，いかなる患者さんにも対応することを求められる宿命なのです．深夜3時に，日中と同じような集中力と判断力を維持して，目の前の"腹部症状を呈する"患者さんに対応できる自信がありますか？ しかも，飲酒して暴言を吐いている急性アルコール中毒の患者さんを同時に診療しながらですよ(笑)．

基本的に，画像検査オーダーを躊躇しないこと．造影剤を使用しない単純CT検査であっても，かなりの情報はわかります．必要なら，再度，造影CT検査をすればよいだけのことですから．画像検査は，患者さんにとってER診療における"セーフティー・ネット"であると，心得ておいて間違いではありません．

救急医は，専門医へのコンサルトを躊躇してはいけません！

専門医へのコンサルト自体が，患者さんに害を与えることはない（"do no harm"の原則にかなっています）のですから，"患者さんのため"であれば，頭を下げることを躊躇しないことです．

「でも……，聴取した病歴内容も不完全だし，血液検査の結果もまだ全部出ていな

いし，この段階でコンサルトして大丈夫かなぁ〜？」なんて思うだけ時間のムダです！「先生，こんなことでコンサルトしてしまい，すいませんでした．本当にありがとうございました！」で済むことがほとんどですよ．ただし，打ちひしがれない"自身の心の強さ"を体得する必要はありますけどね（笑）．

専門医にコンサルトしないでおいて，後で取り返しのつかないことになった場合，「すいませんでした」では済みません．それは，筆者自身が経験から学んできたことです．専門医へのコンサルトは"タダ"と思いましょう．

本書に基づいた診療姿勢では，"良き医師"として成長できない？

筆者は，"**良き医師**"としての成長目標とは，突き詰めれば「目の前の患者さんに適切に対応できること」に尽きると考えています．そして，「その"適切な対応"とは？」という問いに対しては，様々な答えがあることを十分に承知しています．

患者さんに負担が少なく，低医療コスト（不必要な検査や投薬をしない）で，速やかにかつ正確な診断を下して適切な治療につなげる――これは医療として理想であり，それを目指して医師は日々精進していくべきだとは思います．でも，この"理想郷"は遥か彼方にあって，たどり着くのは容易ではありません．救急医として20年くらいにはなる筆者だって，"まだまだ"なんですよ（笑）．

むしろ，この理想ばかりが強調されてしまうと，ともすると「患者さんへの負担を少なくしようという思い，造影CT検査を実施しなかった」，「低医療コストにすべきと判断し，血液検査を実施しなかった」，「速やかに診断することを優先して"胃腸炎"と診断し，患者さんを帰宅させた」ということになるかもしれません．そして，後々で「そうしなければよかった」という思いをもたらすことがあるのだとしたら，患者さんにとっても，診察した医師にとっても大変不幸なことです．

筆者は，良き医師として成長していく過程で，患者さんに「多少負担をおかけしても」，「多少医療コストがかかることをお願いしても」，「多少お待たせすることがあっても」，その一例一例の診療経験が良き医師を育てることにつながるのであれば，患者さんとして"ご理解いただき"，また社会としても"許容できる"レベルのものではないかと思っています．

少しずつでも良き救急医となれるよう，少しずつでも良き医師となれるよう，高みを目指す――その姿勢こそが重要なのですから．

本書をそのような姿勢を保持したうえで読み進めていただければ，決して本書の内容が誤解を与えることなどないはずと，筆者両名は確信しております！（笑）

それでは，肩肘はらず，研修医室でお菓子でも食べつつ，コーヒーでも飲みながら，本書を眺めてみてください．きっと，どこかしら"目から鱗（ウロコ）"な部分があるのではないかと思います．

読者の先生方のなかから，ひとりでも"**時間を支配できるER医師**"を目指してくれる人が出てくることを筆者両名は切に期待しています．

CONTENTS

目次

Mission 0　ERではGolden hour（最初の1時間）を意識せよ！

1. **ERにおけるGolden hourを有効に使うために** ……… 2
    - ERとは同時に複数の患者さんを診る場所です
    - ERでは基本的に診療医はひとりだけと心得ましょう
    - 診察する患者さんごとにタイマーを設定しましょう

2. **患者が来院するまでにしておくべきこと** ……… 4
    - かかりつけ患者さんは，カルテで事前情報が確認できます

3. **来院後から最初の5分で実施すべきこと** ……… 6
    - その患者さん，急ぐべきですか？
    - 患者さんとご家族に，挨拶と自己紹介しましょう
    - 先輩看護師の観察眼はやはり"鋭い"です
    - バイタルサインが不安定な患者さんでの初期評価はどうしますか？
    - どの患者さんが急がねばならないのでしょう？

4. **来院後から最初の15分で実施すべきこと** ……… 11
    - すべての患者さんに点滴入れときませんか？
    - その際に血液検査もオーダーしませんか？
    - 問診ではOPQRSTを駆使しましょう
    - 腹部の診察は"見て，聞いて，触る"の順番です
    - 腹部触診は，"CT検査実施と専門医コンサルト決断のため"です

5. **来院後から最初の30分で実施すべきこと** ……… 16
    - 血液検査を躊躇してはいけません
    - 腹部症状の患者さんに，腹部CTは妥当なのでしょうか？
    - 画像検査こそがER診療における"律速段階"です
    - CT検査で異常がない場合，どの程度緊急性を除外できるのでしょう？
    - 診療の途中でも患者さんとご家族に声掛けしましょう

6. **来院後から最初の45分で実施すべきこと** ……… 21
    - 緊急度・重症度リスクに沿って"階層化"しましょう
    - 思いついたときこそ，コンサルトすべき時期です
    - あなたは街中食堂の料理人になれますか？
    - 緊急度と重症度を混同しないようにしましょう！

7. **来院後から最初の1時間までに決定すべきこと** ……… 24
    - 入院（経過観察）か帰宅かの決定は救急医の責務です
    - "帰宅"に不安を感じたときは"入院"です
    - 帰宅と判断した場合，ご本人・ご家族への説明はどうしますか？

Mission 1　腹痛患者に対応せよ！

1. **患者が来院するまでにしておくべきこと** ……………………………………… 30
   - 自施設での受診歴があれば，カルテで事前情報の確認をしておきましょう
   - 他院の診断は，あくまでも参考程度に
   - 後医は名医

2. **来院後から最初の5分で実施すべきこと** ……………………………………… 35
   - その患者さん，急ぐべきですか？
   - ショックと判断したら，まずは輸液負荷を！

3. **来院後から最初の15分で実施すべきこと** …………………………………… 36
   - 腹痛患者のショックは，何ショック？
   - 緊急時の血液検査は自分なりの腹痛セットを作成しましょう！
   - 急ぐ腹痛患者さんでなかったら，血液検査はどうする？
   - 腹部所見の乏しい腹痛には要注意です

4. **来院後から最初の30分で実施すべきこと** …………………………………… 40
   - CTは被曝するけど，撮るべきでしょうか？
   - CT室を"死のトンネル"にしない
   - 造影か単純か，それが問題だ！
   - 腹部単純X線検査は行うべきでしょうか？

5. **来院後から最初の45分で実施すべきこと** …………………………………… 42
   - 腹痛では，緊急度別に鑑別診断を考えましょう

6. **来院後から最初の1時間までに決定すべきこと** ……………………………… 43
   - 入院させるべきですか？　帰宅させてよいですか？
   - 専門医コンサルトのタイミングは？

Mission 2　吐血・下血患者に対応せよ！

1. **患者が来院するまでにしておくべきこと** ……………………………………… 49
   - 患者さんがかかりつけであれば，カルテで事前情報の確認をしておきましょう

2. **来院後から最初の5分で実施すべきこと** ……………………………………… 51
   - その患者さん，急ぐべきですか？
   - 救急医の本分は判断・決断が速やかであることです！
   - 患者さんがショック状態だと思ったら，直ちに"マンパワー"を確保しましょう

3. **来院後から最初の15分で実施すべきこと** …………………………………… 55
   - ショック状態なら，最低でも2本の末梢静脈ルートを確保しましょう
   - 鑑別疾患を考えてから"チェックすべき血液検査項目を検討する"のはムダ！
   - できるだけ多くの検査項目をチェックしておきませんか？

乳酸値の測定は"動脈血"ですよ！
吐血の問診は簡潔に，下血の問診は丁寧に！
吐血・下血患者さんの"腹部診察"は簡単でもよいと思います

4. 来院後から最初の30分で実施すべきこと ……………………………………… 59
吐血・下血の患者さんをリスク層別化（risk stratification）しましょう
Glasgow-Blatchford スコアを利用しましょう
下部消化管内視鏡検査をどのタイミングで実施すべきかの指標はありません
最初の血液検査での Hb 値は参考程度にしましょう
緊急輸血を実施すべきかどうか決断する！
焦らないこと！　急性の上部消化管出血では Hb 値 7 g/dL あれば OK！
血小板輸血はどういう場合に実施すべきでしょうか？
上部消化管出血が疑われる患者さんでは，PPI 静注が推奨されています
静脈瘤からの出血が疑われる場合は抗菌薬投与したほうがよいでしょう

5. 来院後から最初の45分で実施すべきこと ……………………………………… 67
その吐血はどこから来ているでしょう？
吐血＝消化管出血でしょうか？
その下血はどこから来ているでしょう？
下血＝消化管出血でしょうか？
検尿用テステープで便潜血の有無をチェックすることは妥当でしょうか？

6. 来院後から最初の1時間までに決定すべきこと ………………………………… 72
入院させるべき患者さんですか？　帰宅させてよい患者さんですか？

Mission 3　嘔吐患者に対応せよ！

1. 患者が来院するまでにしておくべきこと ………………………………………… 76
患者さんが自施設のかかりつけであれば，カルテで事前情報の確認をしておきましょう
事前シミュレーションとのずれが生じたら，速やかに計画修正しましょう

2. 来院後から最初の5分で実施すべきこと ………………………………………… 78
患者さんが"ショック状態"なのかは，救急医自身で判断・決定することです！
ショック状態ではないけど，"急ぐべき"患者さんとは？

3. 来院後から最初の15分で実施すべきこと ……………………………………… 81
初期輸液は何でもよいのでしょうか？
HES 製剤ってどんなもの？
「昔のお医者さんは優れていた」のでしょうか？
末梢静脈ルート確保の際に，できるだけ多くの血液検査項目もオーダーしましょう！
嘔吐症状を訴える患者さんには，血液ガスを測定しておきましょう

血液ガス検査は，静脈血ではダメでしょうか？
"嘔吐の付随症状"と薬剤内服歴をしっかりと確認しましょう
嘔吐した内容物による疾患鑑別は可能でしょうか？
妊娠可能な女性には，画像検査前にその可能性を聴取しましょう
閉眼徴候（closed eye sign）を知っていますか？

4. 来院後から最初の30分で実施すべきこと ……………………………… 89
腹部単純X線検査は，果たして嘔吐症状の原因疾患鑑別に役立つのでしょうか？
最初の血液検査の結果のみで，"嘔吐症状"の鑑別診断は可能でしょうか？
その患者さんの診断は急ぐ必要ありますか？

5. 来院後から最初の45分で実施すべきこと ……………………………… 93
おおまかな鑑別診断のポイントは，特徴的な付随症状・所見に速やかに気づけること
ERの目標は，"見逃してはいけない患者さんを帰宅させない"です
念頭に置くべきは"嘔吐≠消化器疾患"です
鑑別診断プロセスにおける"確証バイアス"には要注意！
嘔吐の確定診断がつく前に制吐薬を投与することは妥当でしょうか？

6. 来院後から最初の1時間までに決定すべきこと ……………………… 97

Mission 4 　便秘・腹部膨満患者に対応せよ！

1. 患者が来院するまでにしておくべきこと ……………………………… 102
料理も診療も，途中の"味見"が大切です！
事前シミュレーションとにずれが生じたら，速やかに"計画修正"です

2. 来院後から最初の5分で実施すべきこと ……………………………… 106
バイタルサインが安定していても，注意が必要な患者さんがいます

3. 来院後から最初の15分で実施すべきこと ……………………………… 107
すべての患者さんに点滴入れて初期輸液を開始しましょう
鑑別疾患を考えてから"チェックすべき血液検査項目を検討する"のは時間のムダ！
薬剤由来の便秘はかなり多いです
早期妊娠の診断における信頼性の高い病歴上の質問事項は存在するのでしょうか？
尤度比（ゆうどひ）を知ってますか？
患者さんの腹部診察で，膨満している"モト"を判断しましょう
腹部視診で膨隆所見を認めた場合，原因疾患の鑑別に役立つのでしょうか？
腹部打診によって腹水貯留の有無を判定できるのでしょうか？
便秘症状を訴えている患者さんに"直腸診"は必須でしょうか？

4. 来院後から最初の30分で実施すべきこと ……………………………… 116
鑑別疾患に迷ったら，単純でよいから全身CT撮影しときましょう！

腹部単純X線検査は，便秘・腹部膨満症状の原因疾患の鑑別に役立つのでしょうか？

5. 来院後から最初の45分で実施すべきこと ……………………………………… 119

ERでは，便秘・腹部膨満症状の鑑別疾患を挙げることが"目的"ではありません
ERの仕事は，"帰してはいけない患者さんを帰宅させない"です
便秘・腹部膨満症状の確定診断前の，緩下剤投与や浣腸処置は妥当ですか？

6. 来院後から最初の1時間までに決定すべきこと ………………………………… 121

入院させるべき患者さんですか？　帰宅させてもよい患者さんですか？
慢性的な便秘症は結構多いです
軽微な症状ほど"共感"を忘れずに！

Mission 5　下痢患者に対応せよ！

1. 患者が来院するまでにしておくべきこと ……………………………………… 128

患者さんに自施設の受診歴があれば，カルテで事前情報を確認しておきましょう
救急隊からの情報で患者さんの状態が悪そうであれば，モノとヒトの準備をしましょう！

2. 来院後から最初の5分で実施すべきこと ………………………………………… 129

その患者さん，急ぐべきですか？
ショックと判断したら，まずは輸液負荷です！

3. 来院後から最初の15分で実施すべきこと ……………………………………… 130

本当に下痢ですか？
腹痛，下痢，嘔吐の3拍子が揃わない場合は胃腸炎以外を考えましょう
緊急時の血液検査は自分なりの下痢セットを作成しましょう

4. 来院後から最初の30分で実施すべきこと ……………………………………… 133

下痢患者さんの画像検査は必要でしょうか？

5. 来院後から最初の45分で実施すべきこと ……………………………………… 134

下痢患者さんの便培養って必要でしょうか？

6. 来院後から最初の1時間までに決定すべきこと ………………………………… 135

入院させるべきですか？　帰宅させてもよいですか？
帰宅患者さんには経口補液剤を指導しましょう
患者さん，ご家族に感染予防を指導しましょう

▶あなたは診断できますか？　しくじり救急医が贈る症例集

Case 1　吐血・下血症状で搬送されてきた患者さん ………………………………… 144
Case 2　嘔吐症状で搬送されてきた患者さん ………………………………………… 147
Case 3　嘔気・嘔吐症状で搬送されてきた患者さん ………………………………… 150

Case 4	腹痛（心窩部痛）で受診された患者さん	154
Case 5	腹痛・下痢症状で受診された患者さん	158
Case 6	嘔吐・下痢症状で搬送されてきた患者さん	162
Case 7	腹痛・嘔吐・下痢症状で受診された患者さん	165

◎コラム

- 救急医はカッコいい！ … 28
- クリスマスカード … 46
- 救急医としての知識，技術をどうやってアップデートするか … 99
- 床屋の店主さん … 125
- 「救急医とは？」──後輩たちに贈るメッセージ … 138
- 父親 … 169

各 Mission で扱われる主要キーワード … 177

Mission 0　ERではGolden hour（最初の1時間）を意識せよ！

Mission 1　腹痛患者に対応せよ！

Mission 2　吐血・下血患者に対応せよ！

Mission 3　嘔吐患者に対応せよ！

Mission 4　便秘・腹部膨満患者に対応せよ！

Mission 5　下痢患者に対応せよ！

Mission 0　ER では Golden hour（最初の1時間）を意識せよ！

1. ER における Golden hour を有効に使うために

ER とは同時に複数の患者さんを診る場所です

　救急外来とは，いつも重症患者さん（救命すべき患者さん）ばかりを診療する場ではありません．もちろん重症患者さんも診療しますが，それと同時に，複数の患者さんを診療する必要がある外来だといえます．しかもその患者さんたちは，どれも主訴・背景が異なります．救急車で搬送されてきた患者さんが必ずしも重症とは限らない一方で，歩いてきた患者さんのなかに致死性疾患が隠れている場合もあります．ここが，診療時間に合せて診察を待ち，基本的にひとりずつ診察を受ける一般外来や開業医の外来とは大きく異なる点といえます．

ER では基本的に診療医はひとりだけと心得ましょう

　ER では同時に複数の患者さんを診る必要があるわけですが，大都市の有名病院・救命センターを除けば，複数の救急専門医師で診療対応できる救命センターなど極く極く少数でしかありません．せいぜい一緒に診療してくれるのは研修医の先生方くらいではないかと思います．その研修医の先生たちだって，責任ある診療医がいて，適切な指示があるからこそ動けるというものです．もしあなたが診療医で，研修医に「まず，患者さんからお話を聞いて診察しといてね，必要ならば画像検査もオーダーしておいて」と指示したならば，研修医は本当にお話と身体診察しかしないものだと心得ましょう．そして忘れた頃に，「先ほどの患者さんを一応診察したのですが，CT は撮影したほうがいいでしょうか？」と尋ねられること，間違いなしです（笑）．
　でも研修医の彼らだって，具体的に指示すれば優秀な右腕になります．例えば，「まずは点滴ルートを取ってくれるかな．採血オーダーを出しておいたから，ルート確保の際に採血もしてくれる？　それと，腹部 CT 撮影のオーダーも出しておいた

ので，放射線科技師さんに連絡を取ってオーダーどおりにCT撮影してくれるかな．あと，CT撮影に呼ばれるまでの間に，患者さんから現病歴を聴取してカルテに記載しておいてくれると助かるよ．CT撮影が終わったら，呼んで」といったように．

研修医の先生を上手に使いこなすことも救急医の腕と心得ましょう．

診察する患者さんごとにタイマーを設定しましょう

　ERにおいては，患者さんが来院してから最初の1時間が極めて重要です．来院して1時間も経過しているのに，「自分の症状は何によるものかの説明がない」，「自分は今後どうなるのかの説明がない」，そして「自分の症状は改善していない」では，患者さんのフラストレーションはかなり溜まってしまいますよね．例えるなら，いくら"おいしい"と評判の食堂であっても，注文してから1時間経っても料理ひとつ出てこなければ，文句のひとつやふたつもいいたくなりますよね！（笑）

　ですから，厨房をひとりで切り盛りしなければならない料理人であれば，各料理の進行ごとにそれぞれタイマーを設定しているはずです．ハンバーグを焼いているオーブンのところのタイマーは20分後に鳴るように設定し，ビーフシチューを煮込んでいる大きな寸胴鍋のところのタイマーは1時間後に鳴るように設定するという具合です．もっと細目に料理の進行具合を確認したいのであれば，タイマー設定はさらに細かくするでしょう．そうすることで，料理の脇にあるタイマーが鳴るたびにシチューやハンバーグの調理進行度をチェックし，時間を置かずに複数のおいしい料理をお客さんに提供できるのだと，筆者は思うのです．

　ERも同じです．ERで同時に診ている患者さんそれぞれにタイマーを設定するといいと思います．「この患者さんは，来院してから何分経過しているのかな？」，「もう15分も経過したのか．じゃあ，△△ができているか確認してみよう」といった具合に．あっと，このタイマーはあくまでもER医師の"心のなか"に置いておくものですので，誤解なきように！

　というわけで，以下に筆者の経験から導き出した大まかなタイムスケジュールを記載しておきます．まずは，患者さんが来院してから最初の1時間を15分ごとに4分割してみました．15分ごとに，それまでにやっておくべきことの確認と評価ができればよいかなと思います．診療が順調に進んでいればOKですが，もしスケジュールが遅れていれば随時見直しをして新たな指示を出しましょう．そうすることで方向修正が可能となり，診療の遅れや患者さんの存在を忘れること（本当に忙しいと，ときに起こり得ます）を防ぐことができます．

　加えて，患者さんが来院するまでのうちに患者情報を把握しておき，そして来院してからの5分間は患者の蘇生が必要かどうかの判断を行う．実際のER診療において**最初の1時間（Golden hour）のタイムスケジュール**を意識できれば，目の前の患者さんに次になにをすべきか，路頭に迷うことは少なくなると思います．

　筆者は，このERにおけるGolden hourを次のようにタイマー設定しています．

- **患者が来院するまで（事前準備）**
  患者情報の把握，事前（脳内の）シミュレーション
- **来院してから最初の5分まで**
  第一印象，緊急度・重症度の判断（トリアージ），不安定な状態の患者への蘇生判断
- **来院してから15分まで**
  点滴実施（血液検査のオーダー），的を絞った問診，ERにおける身体診察
- **来院してから30分まで**
  画像検査の実施および評価，血液検査結果の評価
- **来院してから45分まで**
  緊急度・重症度の観点を持った鑑別診断（階層化），専門医へのコンサルト
- **来院してから1時間（Golden hour）まで**
  Dispositionの決定（decision making），専門的治療の開始（definitive care）

以下のMission 1からMission 5まで，この時間軸に沿って話を進めることとします．

2. 患者が来院するまでにしておくべきこと

Golden hourの支配を成功させるための事前準備

かかりつけ患者さんは，カルテで事前情報が確認できます

　患者さんを診察する際，どういった患者さんでもそうですが，**事前情報**が豊富であればあるほど，情報収集が適切にできればできるほど，"迅速かつ正確な診断確定"と"適正な診療提供"ができる確率は高まります．

　患者さんが自施設のかかりつけであれば，どのような既往歴や基礎疾患を持ち，最近の経過はどうか，内服している薬剤は何か，アレルギー歴の有無といった貴重な事前情報を来院（搬送）までにカルテから入手できます．ですから，まずその点の確認を忘れずに！

　場合によっては，患者さんの表情（**第一印象**）を遠くから見て，あとは血液検査と画像検査をオーダーして結果を待ち，そして，並行して別の"より緊急性が高そうな"患者さんに対応することも可能となります．

◇**消化器系疾患で通院**
　これから来院，搬送されてくる患者さんの訴えが，
・通院中の疾患内容で大まかに説明可能かどうか？
・そのような腹部症状を訴えたことはこれまでで初めてなのか？
・似たような症状を自覚したことはあるが，今までになく激しいものなのか？

表1　腹部症状を来たし得る循環器疾患・糖尿病の薬剤一覧

- アスピリン（バイアスピリン®など）
  副作用：潰瘍，上部消化管出血
- ジギタリス製剤（ジゴシン®，ジゴキシンKY®など）
  副作用：ジギタリス中毒（食欲不振，嘔気）
- 非ジヒドロピリジン系Ca拮抗薬（ヘルベッサー®，ワソラン®など）
  副作用：直腸〜S状結腸の運動不全を引き起こし，便秘症状を増悪させる
- ビグアナイド類（ジベトス®，メトグルコ®など）
  副作用：下痢症状
- αグルコシダーゼ阻害薬（グルコバイ®，ベイスン®など）
  副作用：下痢，便秘，腹部膨満感

これらを整理しておくと，患者さんの緊急度や重症度，疾患の大まかな方向性を探るうえで助けになります．

◇循環器系疾患で通院

循環器系疾患で通院している患者さんが新たに腹部症状を呈する場合に加えて，**腹部循環器系疾患の発症**が"腹部症状"として患者さんの身体に降りかかるという事態も決して稀ではありませんので，注意が必要です．また，循環器系の薬剤を内服していることで，新たな腹部症状が発症する可能性があることを念頭に置いて，腹部症状に対応する際に**配慮すべき薬剤**（表1）を内服しているかどうか，聴取しておくとよいと思います．

◇糖尿病で通院

これも循環器系疾患で通院している場合と同様，新たに腹部症状を呈する場合に加えて，**糖尿病の増悪**が"腹部症状"として患者さんの身体に降りかかるという事態も決して稀ではなく，注意が必要です．また，糖尿病の薬剤を内服していることで新たな腹部症状が発症する可能性もあります．腹部症状に対応する際に配慮すべき薬剤を内服しているかどうか——こうした事前情報はER診療においてとても重要なのです．

救急隊からの情報聴取のポイント

患者さんの腹部症状が搬送途中で増悪し，問診や診察しようと思ってもできない，なんてことはときどきあります．そんなとき，患者さんが当初説明していた内容や救急隊員による**収容現場での状況**は，とても貴重です．

特に，救急隊員の「あまり関係ないかもしれませんが，△△」といった，現場で実際に見て聞いた情報は，後々になって極めて重要になってくる場合があります．一見なんということのない情報から，腹部症状の患者さんが実は"外因性（中毒や外傷など）"や，"食中毒（迅速に保健所へ届け出る義務が発生します）"という診断につながる場合もあるのです．

ですから，普段から**救急隊員と良好なコミュニケーション**をとっておくことは，救急医にとってとてもとても重要です．情報伝達のポイントとして，よく"5W1H"という言葉を聞くことがあると思いますが，救急隊からの情報は，**3W1H**（表2）に沿って"頭に入力して"おくとよいと思います．

表2　3W1H

- Who（誰が）：高齢者が，子供さんが，夫婦ふたりで，など
- When（いつから）：突然に，数日前から，以前からある症状がまた増悪した，など
- Where（どこで）：自宅で，職場で，食堂で，など
- How（どのように）：TVを見ていて，作業中に，重いものを持ち上げた後に，食事の後に，など

専門医への事前の挨拶

ERでの診療が救急医のみで完結することは，さほど多くありません．ERには次から次へと患者さんが来院・搬送されてきますし，"ある程度の診断"，"ある程度の治療方向性"が見えてきた段階で，適切に各科専門医へバトンタッチすることが求められます．この"ある程度"のさじ加減が，なかなか難しいわけですが……．

各科の専門医も，日中は外来での診療や検査，手術などに従事している場合が多いでしょうから，いきなり「△△の患者さんが来ています．診療をお願いします」といわれても，すぐには対応できませんよね．ですから，「これから当院の消化器内科に肝硬変で通院フォローされている患者さんが，腹痛と吐血で搬送されてきます．私が最初に対応しますが，先生にコンサルトすることもあるかもしれませんので，その際にはお願いします」といったように，コンサルトするかもしれない専門医の先生に軽く挨拶しておくことは決して損にはなりませんよ．

3. 来院後から最初の5分で実施すべきこと

その患者さん，急ぐべきですか？

ERにおいては，すべての患者さんに対して急ぐべきか否かを速やかに判断できる能力が求められます．患者さんが来院してから最初の5分以内で，第一印象から緊急度・重症度の把握と初期評価を行えるように努力しましょう．患者さんの**緊急度**（重症度よりも，です！）を判断できないのであれば，救急医としての責務放棄と思われても仕方ないくらい，これはとてもとても重要です．

そして，"急ぐべき"と判断したのなら"急いで対応"できるようになりましょう．「急ぐべきときに，一定の（最高でなくて結構）質を維持しながら"急ぐことができる"」ことこそ，救急医にとって大切な資質といえます．**"急げる医師"**こそが救急医に求められる能力だと，筆者は思うのです．

ただし，勘違いしないでほしいのは「**急ぐべきときに急げる**」ことであって，"いつでも"なのではありません．患者さんに対して落ち着いて対応できるとき，患者さんが目の前にひとりしかいないときには，じっくりと丁寧な診察を心掛けてください．その積み重ねこそが，いざというときのスピードにつながります．「速く泳げ

るカメは，ゆーっくりと泳ぐこともできる」のです（東京ディズニー・シーの『タートル・トーク』でのクラッシュの発言より）．

患者さんとご家族に，挨拶と自己紹介しましょう

　救急車で搬送されてきたからといって，すべて緊急性が高い患者さんというわけではありません．第一印象で「この患者さん，少し待たせても大丈夫だな」と思うこともあるわけですが，だからといって，検査オーダーのみ指示して，黙って別の患者さんの診療に移らないことです．

　ひと言，「診察医の○○です．まず，点滴して血液検査しますね．もう少ししたら，また診察に来ます」などと，挨拶しましょう．これだけでも，患者さんとそのご家族は「何もされずに，ただ待たされている」といった感情を持ちにくくなると思うのです．これは，複数の患者さんを同時に診療する**ERでの智恵**，そして"ERでの時間を支配できる"最初の一歩だと思います．

先輩看護師の観察眼はやはり"鋭い"です

　確かに，ウォークイン受診であっても重症の患者さんは存在します．でも確率論からいえば，"少しは待てる"患者さんが多いというのもまた経験から導ける法則です．最初に対応したベテラン看護師さんの**トリアージ情報**は信頼しましょう．

　例えば，「患者さんは，ちゃんと歩いて来られましたよ．表情も悪くないですので，少しお待ちいただいても大丈夫と思います」といった情報ですね．「腹痛の患者さん，顔色悪くて受付のソファで横になってます．早めに診察室へ移して診察してください」なんていわれ，「助かったあ」と思うことは枚挙に暇がありません（笑）．

患者さんの第一印象

　患者さんの"第一印象"をどのような項目・所見から判断するか．これは，様々な成書に記載されています．おそらくどれもが信頼でき，どれもが正しいと思います．普段からそういった成書をじっくりと読み込んで，ERの現場で実践できれば，それは大変素晴らしい．読者の皆さんも，是非ともそのような良き医師を目指してほしいと思います．

　でも，やはり短時間（長くて30秒？）で判断しなければならないわけですし，そんなに何項目も見られないですし……．ましてや，書籍を横目に参照しながら患者さんの第一印象を判断しているようでは本末転倒です．

　これは独断と偏見ですが，消化器症状に限らずすべての救急患者さんにおいて，第一印象で「この患者さん，少し待てるかも」と判断できる項目をひとつだけ挙げ

よといわれたら，突き詰めて考えると——，筆者は"**しっかりと自発開眼している**"ことを挙げます．こんなこと，善良な救急医を目指す後輩の目の前で断言してよいものかどうか，いささか心許なくもないのですが……．Evidenceもヘチマもなく，まさに第一印象です．

　ちなみに，急性発症の腹痛患者1,333例を対象に，14の臨床所見と3つの検査結果を解析した検討では，患者の不機嫌（苦しんでいる，もしくは不安がっている）を医療従事者が認識できる場合，50歳以上の患者で"虫垂炎"の診断精度は感度89％，特異度83％であり，医師が認識する患者の不機嫌の診断的価値は乏しい[1]との報告があります．第一印象というのも，なかなか難しいものなのです．読者の皆さんも，様々な成書に当たり多くの患者さんを診療していく過程で，自身の"第一印象の判断基準"を持てるようになってくださいね．

バイタルサインが不安定な患者さんでの初期評価はどうしますか？

　初期評価の具体的方法（生理学的A・B・C・D・Eアプローチ）についても，様々な成書で記載・言及されていますので，参照してみることをお勧めします．そもそもバイタルサインが不安定な場合は，丁寧な問診に時間を割くことはできません．最小限必要な情報"**SAMPLE**"（表3）で，緊急処置が必要な疾患の可能性を念頭に置いて対応に当たる必要があります．

　腹部症状の程度が激しいために，患者さんに問診しようにもなかなかできない場合やバイタルサインが不安定な場合に，疾患の鑑別に必要な最低限の情報が得られる手段として，このSAMPLEは救急救命士の教育ツールとしても広く用いられています．

　患者さんの状態に余裕がありそうなら，なんらかの腹部症状を呈する患者さんに関連づけて，注意すべきことを述べてみたいと思います．

◇**患者さんの姿勢**
　なんらかの腹部症状を訴えている患者さんの診察において，床上姿勢が重要な情報を提供すると教科書に記載されていたりしますが，疾患特異性のある感度，特異

表3　SAMPLE

- S（signs and symptoms）：徴候——痛みの部位など
- A（allergies）：アレルギー——アレルギー疾患の既往，薬物や食物のアレルギー歴
- M（medications）：薬物治療——現在服用中の薬剤
- P（past medical history, injuries, illness）：過去の病歴——疾患だけでなく，外傷や手術歴，妊娠を含む
- L（last meal/intake）：最も直近の食事や飲み物
- E（events leading up to the injury and/or illness）：イベント——どのような状況下で腹部症状が始まったか

度などを示した質の高い知見はない[2]のが現状です.

　個人的には，腹部症状を訴えている患者さんの姿勢には注目してよいと思います．汎発性腹膜炎ではじっとして体動，体位変換を嫌がり，膝を引き寄せていることが多いように思います．急性膵炎や大量腹水がある患者さんでは，仰臥位よりも座位を好み，腸腰筋付近の炎症性疾患では大腿を屈曲させている胸座位をとりやすい傾向があります．尿管結石などの激しい疝痛発作では，大の大人が苦悶様表情でじっとしていられない"さま"が印象的だったりします．

◇**患者さんの表情**
　腹痛を訴えている患者さんが，診察医にわかるように的確な医療用語でもって痛みの性状を表現してくれるなんてことは，まずありません．そんなとき，繰り返し現れる患者さんの苦痛の表情を見て取ると，その痛みが"間欠的"であるらしいことが想像できます．また，患者さんが「痛みは変わりません」ということがありますが，それがある程度正確なのかも見抜くことができます．

　もちろん，腹部症状を訴える患者さんの緊急度を表情ひとつで正確に判断できるかといえば，物事はそう簡単ではありません．虫垂炎や上部消化管穿孔の患者さんは，意外と落ち着いた表情であることも少なくないからです．しかし，病態の進行した腹部症状を訴える患者さんにおいて，患者さん自身の表情は診察医に非常に多くの情報を与えてくれます．重篤な敗血症を呈している患者さん，嘔吐を繰り返す腸閉塞やすでに腹膜炎に至っている患者さんの表情など，熟練してくれば診断確定はできなくとも患者さんの緊急度が「ある程度わかる」ようになってくると思います．

◇**患者さんの呼吸（呼吸数，呼吸様式）**
　頻呼吸は，肺炎，心肺不全，菌血症の可能性を上昇させます．
　内因性疾患に限らず外傷などの外因性病態であっても，呼吸数の増加は患者さんの緊急度が高いことを示唆する"そこそこ"信頼できる所見です．痛みや嘔気など，腹部症状に起因して呼吸が速迫するのみでなく，ショック状態が背景にある場合にも呼吸速迫が見られますので，是非患者さんの呼吸数（正確な絶対数よりも，感覚的に"早い呼吸だな"と思うだけでも十分ですよ）を速やかに把握することが必要です．

　腹膜炎，腸閉塞，腹腔内出血では呼吸回数が増加しますが，一般的に腹痛の患者さんでは呼吸回数は正常の2倍以上にはなりにくいと思います．呼吸数が正常の2倍以上の場合の原因は，腹部以外にあると考えるべきという記載があります[2]．

◇**患者さんの循環（心拍数，脈拍の触知）**
　頻脈，低血圧は患者さんの重症度，予後と関連しています．
　徐脈，頻脈，橈骨動脈の触知微弱などは緊急度が高いことを示しますが，これは腹部症状の患者さんに限らず，当然のことです．一般に頻脈は，合併症の増加または生存率低下と相関していることが知られていて，敗血症性ショックの患者さんにおいては，心拍数≧95/分で入院死亡が増加し[3]，胆石性膵炎の患者さんでは心拍数≧100/分で合併症が増加するとされます[4]．

◇患者さんの体温

発熱を伴う腹部症状を訴える患者さんでは，菌血症の可能性が高まります[5]．また逆に低体温であっても，36.5℃未満であれば菌血症での入院死亡率は上昇します[6]．

ただし，主訴を腹痛に絞った検討では，発熱は腹膜炎の可能性を若干上げるものの，発熱があったとしても胆のう炎や急性虫垂炎を，その他の疾患から鑑別する役には立たないようです．そもそも高齢者では，消化管穿孔や敗血症を合併しても発熱が見られないことが多く，発熱の有無で手術の必要性を予見することはできません．

どの患者さんが急がねばならないのでしょう？

「どの患者さんを急がねばならないか？」ということを共通認識として理解しておく必要があります．外傷では，意識障害よりもショックに対して優先して対応すべきであるのと同じく，腹部症状を呈する患者さんにおいても優先順位があります．

緊急度の決め手は，バイタルサインと危険な疾患を想定する主訴と病歴ですね．気道や呼吸の異常は，放っておくと循環の異常より早く致命的になるので注意が必要です．経験的には，腹部疾患では気道や呼吸よりも循環の異常が多いと思います．頻脈や低血圧といったバイタルサインの異常，突然（sudden）発症の持続的な（軽快しない）症状には警戒すべきです．

おおまかには，以下の順番で緊急度（決して重症度と完全に一致しているわけではありません）が高まります．

---

①気道の異常（嘔吐による気道閉塞や，全身状態悪化などの意識障害による舌根沈下）
　　＞②呼吸の異常（肺塞栓など，主に胸部疾患の腹部症状による）
　　　　＞③循環の異常（出血性疾患：腹部大動脈瘤破裂，子宮外妊娠，肝細胞癌破裂など）
　　　　　　＞④虚血性疾患（絞扼性イレウス，上腸間膜動脈塞栓症など）
　　　　　　　　＞⑤炎症性疾患（消化管穿孔，胆管炎，虫垂炎など）

「お腹が痛い，痛い，早く何とかしてくれぇー‼」と，七転八倒する苦しそうな患者さんよりも，呼吸不全やショック状態のためにぐったりして"口数が少ない"患者さんのほうが，緊急度は極めて高いという当たり前のことです．見た目の派手さに惑わされないこと．ERの鉄則ですから．

4. 来院後から最初の15分で実施すべきこと

 すべての患者さんに点滴入れときませんか？

　患者さんを診察し，検査結果が出てある程度の診断ができ，そのうえで点滴が必要な状態であると判断した時点で点滴を実施するのは，診療スタンスとして極めて妥当です．そのとおりなので，これに正面切って反論する気は全くありません（笑）．しかしERでは，最初に点滴をまず入れておいて，診療の結果から"必要でないと判断した時点で抜去する"という考え方も，成り立つのです．

　これは，心疾患が疑われるすべての患者に対して"**O（Oxygen：酸素）-M（Monitor：心電図モニター）-I（IV：点滴ルート）アプローチ**"を推奨している二次心臓救命処置（ACLS）などと同じ土台に立った考え方だといえます．

 その際に血液検査もオーダーしませんか？

　患者さんを診察してある程度の鑑別診断を挙げたうえで，「急性虫垂炎の可能性があるから，炎症所見のオーダーが必要だな？」とか，「急性胆のう炎が疑われるから，まずは肝胆道系酵素を見ておこうかな？」という考え方は大切です．それが医師にとって，とても大切な姿勢であると十二分に認めたうえで，それでもERにおいては"不適切な場合がある"と筆者はいい切ってしまいます！

　なぜなら，「急性虫垂炎だと思っていたら，大腸憩室炎の穿孔で緊急手術が必要で，かつ患者さんは以前からワルファリン内服中で，至急，血液型と凝固系のデータが必要！」なんてことや，「急性胆のう炎だと思っていたら，CT検査で急性膵炎も合併しているようで，アミラーゼやリパーゼの値が必要！」なんてこともあるからです．そうなってから，必要な検査データを追加オーダーするのでは，患者さんに採血を2度も実施する負担をかけ，さらに何よりも結果的に"患者さんへの対応が遅れる"という，ERにおいて決してやってはいけない事態につながってしまいかねないのです．

　ERで"時間を支配する"という考え方は，ERで患者さんを"次から次へとサバく"ためというよりも，患者さんにとっての適切な対応を"ERが忙しいから"という理由で不当に遅らせないために必要だと思うのです．

　患者さんをさんざんお待たせして，ようやく診察を始められるといったときに，血液検査（自施設での緊急検査項目で認められているできる限り多くの項目）の結果が出ているだけで，「あれ，この疾患じゃないのかな？」とある程度の見当がつき，さらに問診・診察の精度が高まる利点もあります．

問診ではOPQRSTを駆使しましょう

　主訴が腹痛であれば，腹痛の位置，性状，随伴症状（痛みの移動の有無，急激発症か），さらに吐血・血便の有無や下痢・便秘を伴っているかどうか問診し，早急に手術が必要な疾患の可能性を検討します．

　問診の方法は，様々な成書で取り上げられていますが，絶対にこの方法で問診すべきというものはないので，自身の問診方法を作り上げられればよいと思います．

　ここでは，病歴を漏れなく系統的に聴取する項目として，**"OPQRST"**（表4）[7]を紹介したいと思います．

　腹部症状の発症様式（O），増悪寛解因子（P），病状の性質（Q），疼痛部位・放散痛の有無（R），随伴症状（S），時間経過（T）を知ることは，診断の大きな手助けとなること間違いないです．ただし，"OPQRST"すべての有用性について調査した質の高い研究はありませんので，今後これらの有用性について調査研究されることが求められると考えています．

　ここで一般的な腹部症状を訴える患者さんの問診ポイントとして，腹部症状の代表ともいえる，腹痛の問診ポイントについて解説します．

腹痛の問診のポイント

◇いつから

　発症して早期に受診や救急車を要請している場合，痛みが"かなり強い"と推定されます．これらの患者さんのなかには重症化するものや，緊急手術を必要とする患者さんが含まれる可能性があります．「この患者さん，手術かも？」と思いながら診察に当たる姿勢は悪くないスタンスです．逆に，「数日前から——」という場合は比較的ゆっくり診察しつつ，ゆっくりと考える姿勢で悪くないと思います．

◇どの部位か

　どこが最も痛む部位なのか？　まず患者さん自身に説明してもらうのがよいでしょう．多くの患者さんは，疾病臓器部位の直上または近傍を痛がるはずだと思うのです．ただし，患者さん本人が「胃の辺りが痛い！」と上腹部，心窩部辺りの痛みを訴えたので，上腹部のみを診察したところさほど圧痛を認めなかったため，急性胃腸炎かと思いきや，実は"急性虫垂炎"なんてこともあります．

表4　OPQRST[7]

- O（onset）：発症様式
- P（palliative/provocative）：増悪・寛解因子
- Q（quality/quantity）：病状の性質・ひどさ
- R（region/radiation）：疼痛部位・放散痛の有無
- S（associated symptom）：随伴症状
- T（time course）：時間経過

体性痛と違って内臓痛は，患者さん本人の位置把握が曖昧な場合があります．やはり，"患者さんが最も痛いと感じる場所"は，腹部診察により確定させるのがよいと思います．

◇**始まり方**

症状の始まり方を，おおまかに **sudden**，**acute**，**gradually** の3つに分類してみることをお勧めします．

- Sudden（突然に）：ある一瞬を境に痛みが最強になったもの
- Acute（急激に）：数分から十数分かけて痛みが最強になったもの
- Gradually（徐々に）：数十分から数時間のうちに痛みが増強したもの

「いつから痛くなりましたか？」の質問に，少し考えて即答できないようであれば，sudden onset あるいは acute onset である可能性は低いと思います．すなわち gradually onset ですね．引き続いて
「1～2時間くらい前からですか？」
「今日の午前中くらいからですか？」
「朝食を食べた後からですか？」
「今朝，起きた後からですか？」
「お休みになっていて，痛みで目が覚めましたか？」
「昨晩からですか？」
のように，遡るように質問していけばよいわけです．

一方で「いつから，何をしていたときに，何をした直後から」などと明確に答えられる場合は，sudden onset か acute onset の可能性が高いです．でも，このどちらなのかを問診で区別することは，ほんとなかなか難しいです．じゃあ，区別しなくていいのかって？ いやいや，sudden onset であった場合，緊急度が高い疾患である可能性がより高まります．具体的には**血管性疾患**ですね．以下に挙げてみます．

- 急性心筋梗塞
- 急性大動脈解離
- 腹部大動脈破裂
- 腹腔内動脈瘤破裂
- 子宮外妊娠による腹腔内出血
- 上腸間膜動脈塞栓症

◇**持続痛か間欠痛か**

腹部症状を訴える患者さんでは，鑑別疾患を想定するうえで重要な問診項目ですが，患者さんに聴取するうえでテクニックに差が出る項目でもあります．痛みが持続している患者さんに「ずーっと痛いですか？」と聞けば，まず「はい」と答えると思います．したがって，現在とても痛がっている患者さんには，「今よりは少しは痛みが楽なときがありましたか？」と聞いてみます．逆に少しは楽そうな表情をし

ていたら,「今より強い痛みだったときがありましたか？」と聞いてみるのがよいと思います．

さらに間欠痛の場合は，
「痛みが出てから，強い痛みは今まで何回くらいありましたか？」
「強い痛みは何時間置き（何分置き）に来ていますか？」
「強い痛みは1回でどれくらい続きますか？　1時間くらいですか？　10分くらいですか？」
「全く痛くない時間もありましたか？」
などの質問を続けて繰り出してみます．これらの質問に患者さんがしっかり答えられるようであれば，ほぼ間違いなく間欠痛と判断してよいと思います．一方，単に「痛みには波がある感じですか？」と聞くと，たとえ持続痛であったとしても「ああー，はい」と答える場合が結構あります．

間欠痛は，「消化管に疾患病変の首座があり，虚血や穿孔などの状態がまだ存在しない」段階で起きるものといえます．疾患の代表例は急性虫垂炎，腸閉塞，腸炎，ですね．病歴聴取の技術により精度が変化しますが，典型的な間欠痛がこれ以外の疾患である可能性は極めて低いはずです．

持続痛であった場合には，これが発作性のものかそうでないかを聴取します．すなわち，似たような痛みはなかったか，あるいは今回ほどではないにしても，何度かおかしなことはなかったかを聴取します．さらに，食事との関連性を聴取します．
「痛くなったのは食後何時間くらいたってからですか？」
「夕方や朝の空腹なときでしたか？」
痛みが発作性である場合の典型例は，結石疾患（胆石，尿管結石）ですね．

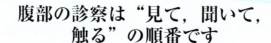

腹部の診察は"見て，聞いて，触る"の順番です

腹部診察というと，すぐに腹部圧痛の有無，腹膜刺激症状の有無を確かめたくなるところですよね．救急医は時間管理が大切ですから．でも，そんなはやる気持ちを抑えて，腹部の診察は**"見て，聞いて，触る"の順番で診察**するとよいと思います．ただし，あくまでも"スムーズに"を決して忘れずに．

🔹 腹部の視診

まずは，視診からです．筆者自身の経験からいえば，腹部の視診のみで確定診断に至ったなんてことはないです．それでも，問診に時間をかけてもなかなか患者さんの訴えがわからず，「では失礼しますね」と，患者さんの衣服をはだけた途端，「なーるほどっ！」と思った経験がときにはあります．

腹部全体が膨隆していれば，腹水，鼓腸など，上腹部であれば肝腫大，胆のう腫大，脾腫大などの可能性があります．下腹部であれば尿閉，妊娠，卵巣，子宮疾患などの存在を疑えます．

ただし，腹水の有無について"腹部視診（仰臥位で側腹部に膨隆所見を認める：bulging flanks）のみで診断する"ことの感度は81％，特異度は59％[8]と残念ながら"参考程度"の精度しかありません．ですので，時間と患者さんに余裕がある場合には，腹部超音波検査を実施するとよいと思います．

腹部視診は決して膨隆の有無を確認するのみではなく，腹部手術歴の既往，腸蠕動亢進（腸閉塞では，稀ですが視診でわかる場合があります）などを目で見て確認することが診断につながります．ちなみに，①腹部膨満，②腹部手術歴の既往，③腸蠕動亢進，④便秘，⑤嘔吐，⑥50歳以上の6項目中2項目を満たせば，腸閉塞の診断に対して感度97.9％であり，スクリーニング項目として有用なレベル[9]とされています．

🔹 腹部の聴診

聴診は，腹部の診察において視診や触診と同様に重要な項目として実施されていますが，他の項目と比較してエビデンスが少なく，評価が定まっていない診察法であるといえます．しかし，腸閉塞の診断においては臨床的に有用といわれています．

腸雑音の音源はほとんどが胃で生じ，残りは大腸，そしてごくわずかに小腸から生じているとされています．腸雑音は腹部全体に非常によく伝わるため，ある部位で聴取された腸雑音は必ずしもそこで生じたことを表しているものではありません．

聴診時間については，「腸雑音なし」と判断するためには30秒というものから7分間というものまで記載はまちまちで，一定した見解はありません．個人的には，聴診部位については「腹壁の1か所でよいのでは？」と思っています．ちなみに，日本の医学生が全員受験する客観的臨床能力試験（OSCE）では，聴診は「腹壁の1か所で，十分時間をかけて聴取する」と指導されています．

実際のところ，ERでは"聴診になかなか時間をかけられない"のですけどね．

🔹 腹部の触診

腹部触診のキモは，筋性防御（muscular defense, guarding）や反跳痛（rebound tenderness）など，まさに**"腹膜刺激徴候の有無"**を確認できるかどうかだと思います．

筋性防御とは腹筋の随意的収縮のことで，腹痛以外に恐怖，不安，外部からの寒冷刺激などによっても発生します．**反跳痛**は，疼痛部位に腹膜を押し下げるように圧をかけて数十秒間一定の力で押し続けて，痛みに順応した頃に急に圧迫を離して，痛みが誘発されるかどうかを本人の表情や発言から確認します．壁側腹膜の刺激徴候が必ずしも腹膜炎の存在を意味するものではありませんが，十分に"消化器外科専門医へコンサルトしてよい状態"であるといえます．

ただ最近では，この反跳痛の確認法は患者さんにとって苦痛が大きいとして，"打診痛（percussion tenderness, tapping pain）"を調べることが勧められつつあるようです．打診痛とは，軽い打診によって腹部の痛みが誘発される場合に陽性とし，腹膜刺激徴候の診断精度としては反跳痛と同等とされます．

さらに，直接患者さんの身体に触れることなく診断できる"咳嗽試験"は簡便で，

有用かもしれません．これは，意図的に咳嗽を起こさせて，表情が苦痛でゆがむ，手を腹部に持っていくなど腹痛増強がみられたときに陽性とするものです．

腹部触診は，"CT検査実施と専門医コンサルト決断のため"です

筆者が腹部触診を行う目的は，腹部の圧痛部位を調べることや**腹膜刺激徴候の有無を確認**するためもありますが，触診することで「あっ，これは腹部CT撮影しといたほうがよさそうだな」とか，「消化器外科の先生にコンサルトしとこう」と判断するために行うことの意味合いのほうが大きいかもしれません（専門医の先生たちには怒られるかもしれませんが……）．

腹膜刺激徴候の判断には迷うところだけど，少し押しただけで「ひどく痛がる様子」が見受けられる患者さんの場合，腹部CTを撮影する強い動機づけにはなります．専門医の先生にコンサルトして，あとで専門医の先生から「腹膜刺激徴候ははっきりしませんでしたね」といわれれば，自分の触診能力に自信が出ますし（笑），「腹膜炎だと思いますよ」といわれたら，もう一度患者さんを触診して再確認し，今後の成長につなげればよいのです．

5. 来院後から最初の30分で実施すべきこと

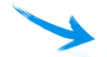

血液検査を躊躇してはいけません

1994年にAmerican College Emergency Physicians（ACEP）から出された学会指針では，腹部症状の患者さんの診断において血液検査データのみに頼らないように推奨されています[10]．都市部の1施設124例の前向き研究によれば，血液検査が診断に寄与した割合は37％，その後の方針に寄与した割合は41％[11]でした．

上記の報告は，多くの成書で「血液検査の結果を過信してはいけない」という文脈で記載されています．でもですね，よく考えてみてください．この結果は，一方で「全く患者さんを診察しなくても，血液検査さえやれば**3〜4割の患者さんは，ある程度の診断がつく**」ということでもありますよね？　これって，臨床上極めて有用でしょう？　血液検査の結果が出るまでには時間がかかりますから，来院後すぐにバンバン（——くらいの気概で）やっちゃいましょう，躊躇せずに！　点滴ルートを確保する際に，施設で測定できる検査項目すべて（血液型，感染症，凝固系，血算，生化学，血糖値，必要に応じて動脈血液ガス検査）を，です．

ちょうど診察が終わる頃，血液検査の結果が出てくるでしょう．その結果を見て「??」となれば，さらに腹部診察を詳細に行えるなど利点はいっぱいです．例えば，

「肝・胆道系の酵素が上昇しているなあ．胆石かもしれないから，右季肋部の圧痛がないかどうか確認しておこうか．あと，超音波検査でわかるかもしれないから，CT検査の前に自分でエコーやっておこう」といった感じです．

鑑別診断を考え，血液検査項目を考えてオーダーを出すなど，時間のロスだけでなく，ER では患者さんへの対応に遅れが出るというリスクがあることはすでに述べました．ER での"時間を支配する"ためには，やれる検査はやっておくべきと，筆者自身の経験からつくづく思います．

腹部症状の患者さんに，腹部 CT は妥当なのでしょうか？

成書には，過剰な検査に対する懸念や危惧がしばしば見受けられます．「腹部症状，即，腹部 CT」も，その一例としてよくやり玉に挙げられますね．

- 無害ではない（放射線被曝の問題，造影剤アレルギー/腎毒性の可能性）
- 感度/特異度が高いといっても，100％じゃないではないか？
- 臨床診断で全く鑑別がついていないままに，わからないから CT 撮影というでは，診療姿勢としていかがなものか？

上記いずれも至極ごもっともな意見であり，正面切って反論することはなかなか難しいです（笑）．難しいのですが，ER という修羅場を多数経験してきた筆者は，以下のように考えています．

- 無害ではない → でも，それを大きく上回るメリットがあると判断したから撮影しているのです．
- 感度/特異度が 100％ではない → でも，CT 以上に感度・特異度が優る画像ツールってありますか？
- "とにかく CT" という診療姿勢でよいのか？ → 診療姿勢は患者さんへの接遇で決まります．

"疾患の重大な見落とし"の前にあっては，取るに足らない（"下らない"とまではいいませんが，ER の現場では説得力を欠く）意見だと思うのです．少なくとも筆者は，そう確信しています．問診と触診，腹部エコーのみで急性虫垂炎を診断できる医師はとてもとても優れた臨床医です．でも，仮に研修医の先生が診察もせずに，腹部造影 CT の読影結果（実は，放射線科の先生に読影してもらっていた）だけで，急性虫垂炎と診断できたとしても，患者さんにとっては"正確に診断してくれた"医師であることに変わりはありません．

CT 検査は決して無害ではありませんが，そもそも医療に無害なものなど存在しません．薬剤投与ひとつとってもそうですし，手術に至っては無害どころの騒ぎで

はありません．すべての医療行為には"負担や危険性を上回るメリットがある"がために，単に許容されているに過ぎないのです．ERで"CT実施が望ましい"と判断するのは，おしなべてCT検査を実施しても患者さんのメリットのほうが上回るからにほかなりません．

　医師としての"成長"と患者さんの生命とを，決して秤にかけるべきではありません．放射線科医や専門医によるCTの読影結果を見て，診療後に自らCT写真を再確認することでも着実に成長できるのですから．要は，患者さんのために成長しようと思う姿勢が重要です．

画像検査こそがER診療における"律速段階"です

　皆さんの施設では，CT撮影をオーダーしてから"実際に撮影される"までにどれくらいの時間がかかりますか？　そもそもそのようなことを意識したことはありますか？

　日中と夜間でも違うでしょうし，ERの混雑度，放射線技師さんの忙しさでも変わってくると思います．ひとつ確実にいえることは，CT撮影をオーダーしたとしても，"すぐに撮影できるわけではない"ということです．患者さんがベッドで長々待たされるなんてことは，ERでは決して珍しくありません．

　一方で血液検査は，いったん採血して提出しまえば，ERでの混雑度にかかわらず一定の時間で結果が出てくることが多いですよね．それに比べて，画像検査（特にCT検査）の結果が出てくるまでの時間経過はなかなか"読める"ものではありません．ですから，「血液検査の結果が出てから，CTをオーダーするかどうか判断しよう」というのでは，いつになったらCT検査の結果が出るのやら！

　ERでの"時間を支配する"というコンセプトに基づけば，速やかな**問診と診察後に血液検査・画像検査をオーダー**し，その後にさらに詳細な問診・診察を行っても悪くありません．むしろ，経験的にはそのように診療していることが多いです．

　CT検査（特にマルチディテクターCT）は検査時間が短く，術者の技術への依存度も低いため客観的で，急性腹症の診断に広く用いられ，その有用性は広く報告されています．

　ですから，腹部症状を呈するすべての急性腹症（発症1週間以内の急性発症で，手術など迅速な対応が必要な腹部疾患）の患者さんがCT検査の適応となり得ます[12]．しかし，超音波検査などの先行検査で診断が明らかになった場合は省略できるとされています．

　臨床診断（clinical diagnosis）との比較では，臨床診断の感度は76％であるのに対してCT検査は90％と有意に高く，91名中25名でCT検査により治療方針が変更になったという報告[13]，55名中33名で治療方針が変更になり，入院が23.8％減少するとともに迅速な手術が可能になったという報告[14]があります．75歳以上の高齢者における腹部症状でのCT診断で，早期に治療を開始するためには，臨床所見

による情報を待つことなくCT検査を行うべきとの報告[15]もあります．

要するに，腹部症状を呈する患者さんは，放射線被曝（妊娠可能性や妊婦，小児など）に配慮しさえすれば，基本的に撮影してもよい．いやむしろ，筆者の経験からいえば「撮影しといたほうがいい」と思うのです．CT撮影すべきかどうか悩んだら，「撮影しとこう」に舵を切ってよいと思いますよ！

筆者にとって，CT検査とは以下のような位置づけです．

- 複数の医師（特に専門医）により，繰り返し読影することが可能である
- 超音波検査と異なり，実施者の経験・技術に画像の質は左右されない
- 技術の進歩によって，撮影時間はより短くなり，画像の質はより鮮明になってきている
- 放射線被曝の問題に目をつむるつもりはないが，小児と妊婦（の疑いも含む）を除けば，基本的に許容できる範囲である（造影剤使用については「Mission 1 腹痛患者に対応せよ！」41ページで述べています）

CT検査で異常がない場合，どの程度緊急性を除外できるのでしょう？

CT撮影実施によって疾患の見逃しは格段に少なくなり，結果として救われる患者さん（のみでなく救急医も?!）が多くなります．また，帰宅のよい判断根拠にも十分なり得ます．いずれにしろ，救急医はCT撮影を実施する"自身の心の閾値を低く"しておいたほうがよいと思うのです．

CT検査の有用性については，しつこいほど述べてきました．これは，筆者の今までの経験によるものですから，ご容赦ください．しかし，CT検査が万能ではないということもまた厳然たる事実です．

CT検査で診断能が高い疾患は，**腸管虚血，消化管穿孔，急性虫垂炎，憩室炎，胆道結石，急性膵炎**などです．逆に，上部消化管疾患はCT所見が非特異的であり，診断はなかなか困難であることを知っておくとよいでしょう（賢明なる読者の先生方はすでにご存知だと思いますけど）．でもこれらの疾患は，急性胃炎，上部消化管出血（潰瘍含む）などであり，見逃してもさほど緊急性はないか，または他の所見（腹部症状や血液検査）で診断がつく場合が多いと思います．

しつこいですが，CT検査こそが現時点で，見逃してはいけない，帰してはいけない腹部症状を呈する患者さんの**診断に大きく寄与するツール**であると筆者は考えています．

一方，CT以外の画像検査の有用性は低いのでしょうか？ いえいえ，とんでもありません．単純X線検査で「この所見を認めたら」とか，腹部超音波検査で「こんな特徴的所見が出たら」といったことも，少なからずあります．また，賢明な読者の皆さんには説明不要と思いますが，心筋梗塞の患者さんで9.4〜17.5％が腹痛を

主訴として発症するという報告[16]があります．

　なかなか心窩部痛の原因がわからずにいて，「圧痛はたいしたことなさそうだけど，アミラーゼがちょっと高いかな〜．昨晩お酒も飲んだって（無理な誘導尋問で聞き出した情報は危うい）いうし，白血球も高いし……．これから炎症所見が上がってくるのかな〜？　消化器内科の先生にコンサルトしようか？」などと悩んでいたとき，オーダーしてあった12誘導心電図にふと目がいって，「ヤバい！　循環器，循環器のドクターっ！」と慌てたことは，1回ではなかった経験が……（冷汗）．

診療の途中でも患者さんとご家族に声掛けしましょう

　診断内容が不十分なときに説明するのは避けたいという気持ちは，とてもよくわかります．「患者さんから質問されて答えられないと，不信感を抱かれるかもしれないし……」——それって，よくわかりますよ．でも筆者の経験では，1回の完璧な（と，医師が思い込んでいるだけかもしれません）説明よりも，何回もの"ちょっとした声掛け"のほうが何倍も信頼感の醸成に有利に働きます．説明は不十分な内容でもよいのです．例えば，

「まだ結果のすべてが出てないんですよ．結果が出たらすぐに説明しますね．そして，どんな痛み止めが効くか考えて対応しますので．すみませんが，もう少しお待ちいただけますか」

「お待たせしています．ただ今，外科医が手術中で，まだ病気の最終診断がでていないのですが，少しすればここに来てくれる予定です．それで入院かどうか決まると思います．それまでご家族もご一緒に，もう少しお待ちいただけますか」

「正直，病気がどういったものかまだよくわかっていません．まずは点滴しながら様子を見ますので，痛みが強くなったら教えてください．また診察に来ますからね」

など，不十分な説明であったとしても，**接遇が十分**であればOKなのです．

　現時点でわかっていることだけでもいいのです．他の患者さんの診察に行くために患者さんのベッドを離れなければならないとしたら，この"わずか数十秒の声掛け"をしてからベッドを離れることです．この数十秒こそが，"患者さんのことを忘れていませんよ"，"ちゃんと診ていますから安心してください"——というメッセージを伝えることに大きく役立ちます．

　少し話が逸れますが，ときに患者さんやご家族からいただくクレームの多くは，診療の質に関するものよりも，最初の診察時のちょっとした"ほっとかれた感"や"待たされた挙句感"が発端となり，それが徐々に増幅していったものがかたちに現れたものではないかと推測しています．

　優秀な救急医になるためには，このような患者さんへの接遇に関しても，"時間を支配する"認識を持てるようになればよいと思います．

6. 来院後から最初の45分で実施すべきこと

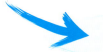
緊急度・重症度リスクに沿って
"階層化"しましょう

鑑別診断のポイント

　成書では，様々な表など駆使して鑑別疾患を列記していますね．もちろん，そのすべてを記憶できればよいのですが，そんなことはなかなか難しいです．まして，筆者のように齢を重ねれば重ねてくるほど，ますます記憶力は低下して……．もちろん，次から次へと患者さんが舞い込むERでは，成書を参照するなんてこともまた同じくらいに不可能です．ですので，筆者は重みづけ（表5）をして常日頃から"おおまかな鑑別診断"をするようにしています．

　鑑別診断というよりは，患者さんを緊急度・重症度リスクに従って**"階層化（stratification）"**するといったほうが，ピッタリかもしれません．やっぱり，1）と2）への対応が遅れてしまったら困ります．3）も帰宅させてしまうと，後で"さらに悪化して"再受診または再搬送されてくる可能性が大です．それぞれのレベルの患者さんに対して適切に対応しなければいけないわけですが，多くの成書にはそうした場合の対応方法・治療方針が詳細に記載されています．

　しかし，極言してしまえば，いずれのレベルの疾患も血液検査と画像検査データが揃って初めて診断でき，専門医も対応できるのです．今のこの医療が進んだ時代に，「この右下腹部の激しい圧痛はまさにMcburneyで，虫垂炎に違いない！　腹膜刺激徴候もあるし，完璧に腹膜炎だな．よしっ，開腹手術だ！」などと，腹部触診のみで開腹手術へと意気込む消化器外科医の先生はおりません（本当にいたら感激ですけどね，笑）．また，「ショック状態で，エコーで腹部大動脈瘤（AAA）が見

表5　緊急度・重症度リスクによる階層化

1) 緊急的処置（緊急手術や内視鏡的処置や輸血など）を必要とする疾患
　　⟹　見逃し，方針決定の遅れが患者さんに致命的結果をもたらすもの
　　例：腹部大動脈瘤破裂，上部消化管出血（動脈性）による吐血，内臓動脈瘤破裂による腹腔内出血，子宮外妊娠による腹腔内出血，急性腸管虚血（上腸間膜動脈塞栓症），特発性食道破裂，消化管穿孔，上腹部痛や嘔気を訴える急性冠症候群，など
2) 今後，手術や処置が必要となるため，入院治療が必要とされる疾患
　　⟹　数時間，処置が遅れたとしても許容され得る疾患（程度によりますが），専門医による判断・診断が"ものをいう"疾患
　　例：汎発性腹膜炎（急性虫垂炎の穿孔，絞扼性イレウス），胆石胆のう炎，急性膵炎，肝硬変に伴う腹水，腹部症状を呈する糖尿病性ケトアシドーシス，卵巣嚢腫茎捻転，など
3) 診断がつく・つかないにかかわらず，入院して経過観察が望ましい（帰宅させないほうがよい）疾患
　　例：癒着性イレウス，経口摂取できない急性胃腸炎（と診断した場合），普段は歩行できるのに歩行できない患者，家族が普段と様子が違うという患者
4) 状況により帰宅させてもよい疾患
　　例：代表的なものとして尿管結石

えたから破裂してるはずだ．緊急オペ〜っ！」と，叫ぶ心臓外科医もいないと思うのです．真の重症ショック状態における"究極的選択"としてはあり得るかもしれませんが，通常はERで輸液や気管挿管してショックから離脱させて，なんとか造影剤CT撮影できるように努力するはずです．

例外は，ショック状態の吐血患者に対しては，消化器内科医は血液検査も画像検査も待たずに，緊急上部消化管内視鏡検査を実施してくれる，ということでしょうかね．しかしそれでも，輸血が必要になれば，血液型を知るためにはやはり血液検査は実施しておくべきと理解すべきです（しつこいですが）．

そうだとすれば，例外は置いておいて，血液検査と画像検査がオーダーされていれば，上記1）〜3）のレベルの疾患は少なくとも"見落としなく診断できる"レベルまでは到達できるのです．血液検査と画像検査を実施して，それでも診断できないとしたら，現在の医療では，残念ながら"仕方がなかった"と納得するしかありません．

思いついたときこそ，コンサルトすべき時期です

ただ，ここにひとつ大きな問題——救急医（あなた自身のことです）が，それを確実に見落としなく診断できるのか——が立ちはだかります．結論からいえば，当然ですが"診断できる場合もあれば，見落とす場合もある"ということですね．

- ERが次から次へと搬送されてくる患者さんでごった返している場面
- ERでの深夜3時，ついうとうとしてしまっていた矢先に患者さんが搬送されてきた場面

まさに，"診断の見落とし"が起こり得るハイリスクな場面であるといえます．そのような場面でも，できるだけ見落としがないよう，日々精進していくことが医師には求められるわけですが，人間は完璧ではありません．医師も決して例外ではないのです．

その問題を少しでも解決するためには，**"専門医へのコンサルトを惜しまない姿勢が大切"**だと筆者は考えます．「じゃあ，いつすればいいのですか？」ということになりますが，それは「思いついたとき」としかいえません．強くいいたいことは，それがどんなときであったとしても，患者さんのためには"頭を下げることを厭わない"ことです．

ERでの診療は，

- 血液検査
- 画像検査
- 専門医による判断

上記3つが揃うことでより精度が高まります．でもこれって，通常の診療でもいえることですね．

あなたは街中食堂の料理人になれますか？

そうだとすると，
「救急医の役割っていったいなに？」
「各科への"振り分け医"に過ぎないのでは？」
「だから，救急医って各科の専門医から一段低く見られてしまうんじゃないの？」
といった声が聞こえてきそうです．

　救急医である筆者は，こう思うのです——「救急医とは，限られた時間内で（同じ時間軸で，複数の患者に同時に対応すべき職務であるため）可能な限り迅速かつ正確に診断し，適切な治療につなげられる医師」であると．

　さらにいえば，最も重要なセンテンスは**"可能な限り迅速"**と考えています．専門医が診療と方向性の決定に3時間かかるところ，救急医には"1時間で決定できる"能力が求められるのです．専門医の1/3の時間で患者さんを診療するからこそ，同時に"3人の患者さんを診療できる"わけです．

　そのためには，患者さんのために使えるものは使い，利用できるものはなんでも利用するという姿勢が必要です．ERで，同時に3〜4人の患者さんを一定の質のもとに診療するということは正直大変なことです．目の前のひとりの患者さんにだけ集中し，時間をかけて問診・身体診察を行うことが許されるのであれば，そりゃあ，救急医だってしっかりと鑑別診断できるし，患者さんに対して正確かつ丁寧な説明をすることだってできますよ！　でも残念ながら，そんな場面は，筆者の経験ではほとんどないです．

　料理人に喩えれば，救急医が"深夜でも繁盛している，何でも出せる24時間オープン食堂の料理人"であるのに対して，専門医は"客数限定の予約制高級フランス料理店のシェフ"とでもいえるでしょうか．そもそも，ターゲットとしている客層（患者層）が違いますし，料理人として求められる能力も違います．どっちの料理人が優れているか——なんていう疑問こそ，そもそもナンセンスではないでしょうか．

　筆者は，街中の食堂で働けることに生き甲斐を感じます．まして繁盛しているとなれば（笑）．自分なりの理想をいえば，高級フランス料理店でも十分通用するだけの"腕（技術）"は持っていて，それでも騒々しくもある街中の食堂で働いていきたいなあー，と思っています．

　そのためには，患者さん一例一例の診療経過をしっかりと振り返り，専門医はどの血液検査データに着目して診断したのか，画像データのどの所見に着目したのかを自分のモノにしていくことです．それを重ねることで，次の患者さんの診療で，どういった血液検査項目をオーダーするか，CT画像のどこに着目するか——それらが，少しずつでも迅速かつ正確にできるようになるのではないかと思うのです．

要するに，救急医の価値とは，読者である先生，あなたの"気持ちひとつ"で決まるのですよ！

緊急度と重症度を
混同しないようにしましょう！

専門医診察の前に腹部症状に対して適切な対応をしておくことは，当然のことといえます．原因にかかわらず，診断前の早期鎮痛薬投与が推奨されますし，その場合，痛みの強さによらず，アセトアミノフェン 1,000 mg 静脈投与が推奨されています[17]．腹腔内感染が疑われるときは，血液培養を採取し，抗菌薬を投与すべきとされ，急性腹症で敗血症性ショックを合併している際には，来院から 1 時間以内に抗菌薬を投与すべき[18]とされています．

もちろん，こうした事前処置によって，専門医の診察時に症状が軽減されマスクされる可能性や，これらの処置が専門医の治療方針とは異なる可能性だってあります．それでも，そのデメリットよりも，患者さんのメリットは大きいと思っています．

さて，表5（21 ページ）の「(4) 状況により帰宅させてもよい疾患」の判断については，言及しませんでしたので，ここで述べておきます．

緊急度と重症度は，概ね一致することが多いのですが，異なることもあります．例えば，急性膵炎は緊急度という観点で見れば，子宮外妊娠や絞扼性イレウスに劣るかもしれませんが，人工呼吸管理など全身管理を要することもあり，重症度が高いといえます．悪性腫瘍の多発転移の患者さんが，癌性疼痛や食欲不振で受診した場合も，重症度は高いかもしれませんが，緊急度は低くなります．

われわれ救急医にとって大切なことは，"**緊急度を把握できる**"ことです．緊急度と重症度を混同しないようにしましょう！

7. 来院後から最初の 1 時間までに決定すべきこと

入院（経過観察）か帰宅かの決定は
救急医の責務です

この"方針決定（decision making）"ができることこそ，救急医の責務であると断言できます．患者さんのためには専門医へのコンサルトを決して惜しまない，という信念を持つ筆者であっても，「この患者さんを帰宅させてよいかどうか」の判断まで"専門医任せ"であっては，責務の放棄であると考えています．帰宅させてよいかどうかの判断に迷う場面もあるとは思いますが，まずは，ここから着実に自分なりの明確な根拠を持って判断できるようになるとよいと思います．救急医として

の成長の第一歩ですから．

そこで，まず目の前の患者さんを"帰宅させてよい"と判断できる筆者なりの条件を示しておきます．

①自覚症状が改善している（ただし，原因が不明であるにもかかわらず，ペンタゾシンなどの鎮痛効果の高い薬剤使用により，"一時的に"鎮痛が得られていることを含むものではありません）
②血液検査で特記すべき異常所見がないこと
③画像検査（12誘導心電図を含む）で特記すべき異常所見がないこと
④症状の原因が特定でき，"入院の必要性が低い"と明確に判断できること

いかがでしょうか．"特記すべき異常所見"といういい回しは，カルテ上でもよく使用されます．血液検査で少しHb値が低下していれば，「上部消化管出血の可能性はないのだろうか？」と心配になりますが，自施設にかかりつけで前回採血時（例えば約1か月前）のデータと比較して低下がなく，BUN値にも変化がないようであれば，少なくとも"活動性の上部消化管出血"の可能性は低いといえると思いますし，そのようにカルテに記載すればよいと思います．

"帰宅"に不安を感じたときは"入院"です

これこそがERにおける究極の**"セーフティー・マネージメント"**といえます．患者さんを入院させることで，

- 症状が増悪してこないか，新たな症状が出現してこないかどうか確認できる
- 時間をおいて血液検査を再実施することで，検査データの変化を見ることができる
- 上級医や専門医にコンサルトしやすい状況となる（深夜のERに来てもらうより，翌朝の病棟に来てもらうほうが何倍も頼みやすくなりませんか？）

結果として，当初は原因が不明であった腹部症状の原因が"入院させて経過観察することで明らかとなる"可能性が高まります．

患者さんを帰宅させてよいかどうか——数時間もダラダラとERで悩むくらいなら，入院してもらったほうが患者さんのためになりますし，なにより貴重なERベッドがひとつ空いて，さらに救急患者さんを収容できます（笑）．

各施設での入院の形態や約束事はそれぞれかもしれません．いくら読者の皆さんが，「この患者さんを入院させて経過観察したい」と考えても，研修医の判断のみで入院させてはいけない，救急科や総合診療科といった科が存在しないため，入院させる場合には各科の了解を取る必要がある，など様々な制約があるかもしれませんね．

しかしそうであったとしても，患者さんのためならば
「申し訳ありませんが，明日の朝まで私が責任を持って診ますので，先生の科に入院させてもらってもよろしいでしょうか？　夜間に何か変化あれば連絡いたしますし，できましたら明日の朝，診察いただければ助かります．何かオーダーしておくべき検査ありますでしょうか」
といえる医師になってほしいな～などと，筆者は思うのです．

入院を割り振ったのだから，「入院後はその"科"の医師に指示を聞いてくれ」といった態度では，悪い当直医（単なる"割り振り医"）の見本のようなものです．救急医は，決してそのように対応すべきではありません．

帰宅と判断した場合，ご本人・ご家族への説明はどうしますか？

これこそ，ER においてとても重要な説明です．

- 診療の結果，現時点で"入院したうえでの手術などを含む特別な治療を行う必要性が低い状況"であると判断したこと（その際，前述①自覚症状が改善していること，②血液検査で特別な異常所見がないこと，③画像検査で特別な異常所見がないこと，などを適宜説明に加えると説得力が増すと思われます）
- ただし，ER（救急外来）で検査できる項目は，日中の一般外来とは異なり，限界があること
- したがって，現時点で入院の必要性が低いとはいっても，時間の経過とともに腹部症状が増悪または新たな症状が現れてくる可能性があること
- その際は，いつでもよいから当院に連絡して再受診してほしいこと
- かかりつけ医があれば，本日当院に腹部症状で受診したこと，簡単な診療結果について記載し紹介する方針であること
- 自施設にかかりつけであれば，次回受診の際に本日の受診内容が引き継がれるようにしっかりと申し送っておくこと

筆者は，だいたい上記内容を説明するようにしています．ここまでの診療概要を，"患者さんの来院後から約1時間"で実施できれば，一人前の救急医といえるのではないでしょうか．

参考文献

1) Eskelinen M, Ikonen J, Lipponen P. Contributions of history-taking, physical examination, and computer assistance to diagnosis of acute small-bowel obstruction. A prospective study of 1,333 patients with acute abdominal pain. *Scand J Gastroenterol*. 1994, **29**（8）：715-721.
2) Silen W. Cope's early diagnosis of the acute abdomen. 22nd ed. New York, Oxford University Press.

2010.
3) Parker MM, Shelhamer JH, Natanson C, et al. Serial cardiovascular variables in survivors and nonsurvivors of human septic shock : heart rate as an early predictor of prognosis. Crit Care Med. 1987, **15** (10) : 923-929.
4) Arnell TD, de Virgilio C, Chang L, et al. Admission factors can predict the need for ICU monitoring in gallstone pancreatitis. Am Surg. 1996, **62** (10) : 815-819.
5) McGee S. Evidence-based physical diagnosis. 3rd ed. Philadelphia, Elsevier. 2012.
6) Pittet D, Thiévent B, Wenzel RP, et al. Bedside prediction of mortality from bacteremic sepsis. A dynamic analysis of ICU patients. Am J Respir Crit Care Med. 1996, **153** (2) : 684-693.
7) Henderson MC, Lawrence MT Jr, Smetana GW. The patient history : An evidence-based approach to differential diagnosis. 2nd ed. New York, McGraw-Hill Medical. 2012.
8) Williams JW Jr, Simel DL. The rational clinical examination. Does this patient have ascites? How to divine fluid in the abdomen. JAMA. 1992, **267** (19) : 2645-2648.
9) Böhner H, Yang Q, Franke C, et al. Simple data from history and physical examination help to exclude bowel obstruction and to avoid radiographic studies in patients with acute abdominal pain. Eur J Surg. 1998, **164** (10) : 777-784.
10) Panebianco NL, Jahnes K, Mills AM. Imaging and laboratory testing in acute abdominal pain. Emerg Med Clin North Am. 2011, **29** (2) : 175-193.
11) Nagurney JT, Brown DF, Chang Y, et al. Use of diagnostic testing in the emergency department for patients presenting with non-traumatic abdominal pain. J Emerg Med. 2003, **25** (4) : 363-371.
12) van Randen A, Laméris W, van Es HW, et al. A comparison of the accuracy of ultrasound and computed tomography in common diagnoses causing acute abdominal pain. Eur Radiol. 2011, **21** (7) : 1535-1545.
13) Siewert B, Raptopoulos V, Mueller MF, et al. Impact of CT on diagnosis and management of acute abdomen in patients initially treated without surgery. AJR Am J Roentgenol. 1997, **168** (1) : 173-178.
14) Rosen MP, Sands DZ, Longmaid HE 3rd, et al. Impact of abdominal CT on the management of patients presenting to the emergency department with acute abdominal pain. Am J Roentgenol. 2000, **174** (5) : 1391-1396.
15) Millet I, Alili C, Bouic-Pages E, et al. Journal club : Acute abdominal pain in elderly patients : effect of radiologist awareness of clinicobiologic information on CT Accuracy. AJR Am J Roentgenol. 2013, **201** (6) : 1171-1178.
16) Swap CJ, Nagurney JT. Value and limitations of chest pain history in the evaluation of patients with suspected acute coronary syndromes. JAMA. 2005, **294** (20) : 2623-2629.
17) Puskarich MA, Trzeciak S, Shapiro NI, et al. Association between timing of antibiotic admission and mortality from septic shock in patients treated with a quantitative resuscitation protocol. Crit Care Med. 2011, **39** (9) : 2066-2071.
18) Dellinger RP, Levy MM, Rhodes A, et al. Surviving sepsis campaign : international guidelines for management of severe sepsis and septic shock : 2012. Crit Care Med. 2013, **41** (2) : 580-637.

救急医はカッコいい！

佐藤信宏

学生や初期研修医の先生から，「なぜ救急医になったのか？」「きつい仕事だけど，なぜ続けられるのか？」などと，よく聞かれます．ここでは，自分の過去を振り返りつつ，その質問に答えたいと思います．

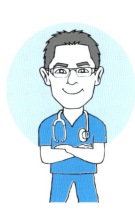

● なぜ救急医になったのか？

学生時代，私たちは臨床研修制度がスタートしてから2年目に当たる学年でしたが，県外の有名研修病院に見学に行くわけでもなく，6歳から続けてきたサッカーに明け暮れ，6年生の東医体までサッカーをしていました．仲間にも恵まれて東医体でも全医体でも優勝することができました．

もともと私は，初期研修医の1年目まで救急医になろうなんて，少しも思っていませんでした．サッカー部のOBが多い整形外科や，子供が好きだったので小児科・小児外科などがいいかなあと，漠然と考えていました．

臨床初期研修は，新潟県立がんセンター新潟病院で行いました．この病院は，臨床研修制度が始まる以前から内科・外科研修を行っていて，充実した内科・外科研修を受けられると思い，選びました．「がんセンター」というと，救急とは程遠いと思いますよね．いかに，救急医なんて考えていなかったかを示しているのかもしれません．でも，私が救急を勉強したいと思った，きっかけのひとつがこの初期研修医時代にありました．

それは，研修医1年目で外科研修をしていたときのことでした．外科に入院していた大腸癌の患者さんが「意識障害になった」とコールを受けたのです．今から考えれば，何ということのない状況だったのですが，その当時の私は，どうしてよいかわからず，慌ててしまいました．結果的には，肝転移による肝性脳症だったのですが，何も判断できない自分を非常に情けなく感じました．

そのときに思ったのは，「世の中には，癌をはじめ難しい疾患がたくさんある．難しくても急がない疾患は，自分より優秀な医師に聞けば解決できるかもしれない．でも，救急疾患の場合は，そのときにその場にいる自分しか頼れるものがない．自分は優秀でないとか，いい訳している暇さえない．自分が対応できなければ，患者さんが死ぬかもしれない」ということでした．この出来事がきっかけで，急性期対応ができる医師になりたいと考えるようになり，救急の後期研修医に進むことにしました．

救急の後期研修医を新潟市民病院で始めたときは，救急を1，2年勉強してから，消化器外科や整形外科など外科系に進んでもよいかなと思っていました．ロールモデルを見たことがなかったこともあって，救急医として一生やっていく医師というものを想像できませ

んでした．また，新潟県には新潟大学しか医学部がないこともあり，皆が医局に入るのが当たり前でしたから，医局に入らないという選択肢はないと思っていました．

3年目は救急に1年従事し，4年目は初期対応に苦手意識のあった整形外科を3か月，循環器を半年ローテートしました．4年目も後半になってくると，ある程度の急性期対応ができる自信がついてきました．急変などで呼ばれても，落ち着いて対応できることに充実感を感じ，もう少し救急を勉強してみたいとも考えるようになっていましたし，もともと飽きっぽい性格のため，新たなチャレンジもしたくなっていました．

そこで，新潟市民病院とはタイプが異なるところで勉強したかったため，いくつかの病院を見学させてもらった後，ER型でかつ大学病院である福井大学に行くことにしました．そこで，寺澤秀一先生（現・福井大学地域医療推進講座教授）に出会うことができました．

寺澤先生は，学生や研修医の教育に非常に力を入れておられ，その姿に感銘を受けました．そこで教えを受けた多くの学生や研修医は，各科の医師になっても，救急医療の志を忘れず地域に貢献していました．そうした姿を見るにつけ，自分も後輩の指導教育をしながら，生まれ育った新潟に救急医療で貢献したいという気持ちが強くなり，救急医としてやっていこうと決心できました．

また福井にいたときに，1か月間という短期間ではありましたが，アメリカに留学する貴重な機会をいただきました．その留学先では，志賀隆先生（現国際医療福祉大学救急科），長谷川耕平先生（現 Massachusetts General Hospital），渡瀬剛人先生（現 Harborview Medical Center）といった，アメリカで救急医としてやってこられた先生方との出会いや，アメリカの救急医療を間近に見ることで救急の奥深さを感じることができたことも，さらなるモチベーションにつながりました．

なぜ救急医を続けられるのか？

この質問に対しては，以下の理由を挙げたいと思います．

- 守備範囲が広いからこそ，自分で限界をつくらなければ，いくらでも学ぶことがあり，飽きません．
- 救急医は，社会に必要とされます．様々な疾患・外傷，中毒・環境障害がありますが，最初から重症度が決まっていたり，診断がついている患者さんはいません．緊急度・重症度の評価，診断のために救急医は必要であり，やりがいがあります．
- 救急医として働いているときはとても忙しいです．でも，現在の職場はシフト制であり，on-offがはっきりしています．オフの時間には，平日の子供の学校行事にも参加できます．
- 救急医だからこそ，子供から祖父母まで家族の体調に問題が生じた際は，自分で初期対応ができます．
- カッコいい！　辛く地味な仕事も多いですが，救急って，華があります．「ER 緊急救命室」「コード・ブラック」「救命病棟24時」「コード・ブルー」など，医療ドラマのなかでも救急が舞台となるドラマは洋の東西を問わず多いですよね．

Mission 1 腹痛患者に対応せよ！

- ★ 急ぐ患者さんか待てる患者さんかの判断がカギ
- ★ 腹部所見の乏しい突然の腹痛に注意！
- ★ 紹介患者さんの診断を鵜呑みにするな！
- ★ ショックには輸液全開投与
- ★ 患者さんの訴えを上手に医学用語に置き換えよう

1．患者が来院するまでにしておくべきこと

Golden hour の支配を成功させるための事前準備

自施設での受診歴があれば，カルテで事前情報の確認をしておきましょう

　患者さんに自施設の受診歴があれば，患者さんがどのような既往歴や基礎疾患を持っているか，経過や内服薬剤，アレルギー歴の有無といった貴重な事前情報がカルテから，来院前に手に入る可能性があります．

　既往歴では，腹部大動脈瘤，心房細動，透析や腸閉塞などはないか，開腹手術の有無を確認します．2型糖尿病の患者さんは，急性膵炎のリスクが1.5倍に上がります[19]．非ステロイド抗炎症薬（NSAIDs）を内服していれば，消化管潰瘍や穿孔のリスクが増します[20]．アレルギー歴に，造影剤や鎮痛薬，抗菌薬への反応歴がないかの確認も大切です．

◇消化器系疾患で通院
　・通院中の疾患内容で大まかに説明可能かどうか？
　　（悪性腫瘍で通院中ではないのか？　虚血性腸炎や慢性炎症性腸疾患の既往は？　腸閉塞を繰り返している患者さんではないか？）
　・腹痛は今回が初めてなのか？
◇循環器系疾患で通院
　　心房細動のある患者さんは，塞栓症による腸管虚血，腎梗塞，脾梗塞を起こすリ

スクがあります．また，狭心症や心筋梗塞の既往があれば，心筋梗塞による上腹部通も考えられます．

◇**透析で通院**

　透析患者さんは，動脈硬化が進行しており，心筋梗塞や非閉塞性腸管虚血（NOMI）に注意が必要です[21]．

◇**精神疾患の既往**

　腹膜炎になっていても腹痛を訴えないなど，問診，身体所見で正確な評価ができない患者さんがいます．血液検査や画像検査の閾値を下げたほうがよいです．

◇**患者さんが女性**

　卵巣茎捻転，卵巣出血，子宮外妊娠，骨盤内炎症性疾患など婦人科疾患との鑑別が必要になります．婦人科疾患は，腹部所見が乏しいことも多いです．

◇**患者さんが妊婦**

　妊娠何週なのか，妊娠は産婦人科受診により確定しているのか．事前に，産科医と連絡をとっておいてもよいかもしれません．

◇**患者さんが小児**

　年齢に応じて，鑑別疾患が異なります（表6）[22]．小児診療に慣れていないと，鑑別疾患は覚えきれないと思います．年齢に応じた鑑別疾患を事前に確認しておきましょう．

救急隊からの情報聴取のポイント

　情報伝達のポイントとして，まずは気道，呼吸，循環，意識，体温といったバイタルサインに問題がないか，次に**"2W1H"**（表7）に沿って，救急隊から腹痛について，簡潔でよいですから確認しておくと，事前にヤバい（!?）患者さんかどうかの予想ができます．

表6　小児の腹痛[22]

	1歳未満	1～5歳未満	5～12歳	12歳以上
見逃したくない疾患	外傷（虐待を含む）	外傷（虐待を含む）	外傷（虐待を含む）	外傷（虐待を含む）
	腸軸捻転	虫垂炎	虫垂炎	虫垂炎
	腸重積	腸重積	精巣捻転	精巣捻転
	鼠径ヘルニア嵌頓		糖尿病性ケトアシドーシス	糖尿病性ケトアシドーシス
	壊死性腸炎			子宮外妊娠
				骨盤内炎症性疾患
				膵炎
commonな疾患	ミルクアレルギー	便秘	便秘	便秘
	逆流性食道炎	尿路感染症	尿路感染症	尿路感染症
	急性胃腸炎	急性胃腸炎	急性胃腸炎	急性胃腸炎

表7 2W1H

- Who（誰が？）：高齢者，妊婦，小児か？，既往歴の有無は？，など．
- When（いつから？）：本日突然に？，数日前から？，など
- How（どのように？）：間欠的，持続的，随伴症状は？，など

★救急隊からの情報で患者の状態が悪そうであれば，モノとヒトの準備をしておこう！
　救急外来には，多くの患者がいます．医師，看護師など医療スタッフがそれぞれ別の患者に対応していることも少なくありません．重症な患者が搬送されてくるのであれば，スタッフと情報共有し，準備をしておく必要があります．
　　　モノ：必要な医療物品（温めた輸液，輸血，気道管理物品などの蘇生用具一式），検査の準備
　　　　　　（血液検査のスピッツ，エコー，心電図，レントゲン技師への連絡など）
　　　ヒト：医療スタッフを集めて，役割分担など作戦を立てること

他院の診断は，あくまでも参考程度に

　他医療機関から紹介されてくる腹痛患者さんを診ることがあります．他医療機関の医療スタッフへの敬意を忘れてはいけませんが，**診断を鵜呑みにするのはやめましょう**．これは，同医療機関の医師からの引継ぎ時にもいえます．
　他医師の診断を鵜呑みにすると，**診断の早期閉鎖**を招き"見逃し"が起きます（「Mission 5　下痢患者に対応せよ！」132ページ参照）．他医師がどんなに優秀であっても，同じ人間です．診断を間違えることはあります．"見逃し"が起きたら，責任は最後に診た自分であり，被害を受けるのは患者さんです．他医師の診断は参考程度とし，他の診断の可能性がないのか，慎重に見直しましょう．

後医は名医

　前医での診断は鵜呑みにはせず，「参考にしつつも前医への敬意を忘れない」ようにする．これって，当たり前のようでありながら，なかなか実践することって難しいのですよね．でも，これが実践できないようだと，救急医が自らの首を絞めることにつながりますので，救急医たる者はしかと心に刻んでおく必要があります．
　当院のような救命救急センターでは，開業医の先生や近隣の二次医療機関から「患者さんを受け入れてほしい」という要請の電話連絡が連日舞い込みます．正直なところ，電話を受けていてときどき「えっ！？」と思うような連絡をいただくときもあります．例えば——

「すいませんが，患者さんを診てもらえますか．たぶん，急性心筋梗塞だと思うのですけど」

「患者さんは，何時頃から胸痛を訴えているのでしょうか？」
「いや～，どちらかといえば腹痛を訴えています．昨日から腹痛と下痢で当院を受診しています」
「12誘導心電図で，どこかの誘導でSTは上昇していましたでしょうか？」
「わたし，心電図はよくわからなくて――．STが少し低下しているように見えますけど，正直よくわかりません……」
「わかりました．ところで，どうして心筋梗塞が疑われるのでしょうか？　血液検査で心筋逸脱酵素が上昇していたとか，ですか？」
「うちは開業医ですので，血液検査出しても本日中に結果は出ません．ただ，簡易心筋マーカーキットが陽性だったもので……．なにぶん循環器は専門ではなくて……，すいませんが」
「そうでしたか．ちなみに先生のところには，どういった疾患で通院されているのでしょうか？　既往歴はありますか？」
「糖尿病と慢性腎不全で，以前から当院で通院治療しております．ちなみに慢性腎不全については，まだ血液透析導入はしておりません」
「そうですか……．（「慢性腎不全患者なら簡易キットは陽性になりうるだろうに」と思いながら），では当院で診ますので，救急外来に来るように患者さんに伝えていただけますか」

　もちろん，こんな患者さん紹介例ばかりではありませんよ，念のため（笑）．迅速かつ的確な情報提供で患者さんを紹介してくださる先生方も大勢いらっしゃいます．ただ，やっぱりときどきはあります．
　それで，ERが患者さんでごった返して"超"がつくほど忙しいときに，こういった要請連絡をいただくと――，なかなか精神的にキツイですよね！「おいおい，マジかよ？」って思います，決して口には出しませんが．ただ，最近はこう思うようにしています．
　「開業医の先生方も大変だ．次から次へと外来で患者さんを診ているのだろうし，そんななかで診察時間も検査機器も限られているだろうから，心筋梗塞かどうか判断するのって難しいかも?!　確かに，心筋マーカー測定キットで陽性と出たのに，患者さんを高次医療機関に紹介せずに帰すのは勇気がいるだろうしなあ～」
　それでも，普段からどういった患者さんに簡易心筋マーカー測定キットを使用すべきか，検討しておくのがよいとは思いますが．とはいえ，患者さんが来院されて，診察しながら患者さんの前で紹介元の前医の悪口をいってはいけません．前医での診断を鵜呑みにしてはいけませんが，一方で前医への敬意を忘れないように！

　ところで，読者の先生方は医療業界において有名な言葉に「**後医は名医**」というものがあるのを知っていますか．患者さんを紹介された側の後医は，紹介元である前医よりも少なくとも2つの点で優位な立場にあります．第一に，後医は前医から患者に関する多くの情報を得ることができる，すなわち**情報優位性**があります．次に，後医は前医での診療方針について結果を見て判断できる立場にある，すなわち

立場優位性があります．

◇優位性1：後医は前医よりも多くの情報を持つ

　前医は，患者さんを最初に診療しなければならない立場です．まず，患者さんの情報が事実上ゼロというところから，様々な情報を聞き出さなければなりません．そのうえで必要な検査などを行い，病気に関する情報を収集するわけですが，そもそも開業医では実施できる検査に限界もあります．そして，前医で明らかになった（または疑わしい）疾患が自分の専門ではない場合，専門医がいるかまたは高次医療機関の後医を紹介することになります．このとき後医は，前医が取得した情報を持ったうえで診察を開始することができます．またその病気について，自分の専門分野，ないしは専門分野である医師がいる医療施設であるため，より適切な処置を行うことができます．後医は，前医よりも圧倒的な情報優位性を持っているのが当たり前なのです．

◇優位性2：後医は前医の診療方針を批判できる立場にある

　後医が，忙しいなかで前医のことを悪くいいたくなる気持ちもわからんでもありません．「こんな忙しいときに，もう～!!　ぜんぜん心筋梗塞と違うじゃねーかよ，まったく」って，これって愚痴ってやつですね．また，前医を批判することで自身の信頼性や権威性を誇示できると思っているのかもしれません．しかしこのとき，文句をいえるのは前医から後医に対してだけであり，その逆は不可能であるという点を自覚しておくべきです．そして，同業である医師の悪口を患者さんの前で（ここが重要です）いうような医師は，決してご自分の患者さんからも信頼されないと筆者は考えます．

　さて，なぜ救急医こそは，"後医は名医"という言葉を自戒を込めてしっかりと胸に刻む必要があるかといえば，ですね．それは，救急医とは病院において最初に患者さんを診察する立場，すなわち前医であることがほとんどだからなのです．本書でしつこく記載していますが，ERでは多くの患者さんを不確かな情報と限られた時間のなかで診察し，方向性を決定し，必要に応じて専門医へコンサルトします．特に腹部症状を訴える患者さんでは，必然的に消化器内科や消化器外科の専門医にコンサルトする機会が多くなります．で，専門医の先生に入院をお願いした翌日に「昨日の患者さんですけど，消化器の疾患じゃなかったですよ」なんてこと，たまにあります（笑）．

　そんなとき，「あ～，そうでしたか?!　ありがとうございました」なんて，できるだけ笑顔で返すわけですが，心のなかは正直あまり穏やかではありません．当院の消化器内科も外科の先生たちは，救急医を批判するなんてことは全くありません．ただ，われわれ救急医も限られた時間内で診察しなければならない宿命であり，その点では当院へ紹介してくださる他医療機関の先生方と同じ立場であると思うのです．ですので，救急医たる者，前医を批判するようなことは慎むべきであり，それはまさに"天に唾する"行為（最近の言葉でいえば"ブーメラン"でしょうか？）です．

2. 来院後から最初の5分で実施すべきこと

その患者さん,急ぐべきですか？

　腹痛患者さんに対してアプローチする際,まず何よりもバイタルサインが安定しているかどうかの確認をします．バイタルサインが安定していなければ,何をおいても"できる限り速やかに"安定させることが重要です．

　患者さんが独歩で来院した場合や,救急隊からの事前情報よりも悪化していると,診察したらショック状態なんてこともあります．急ぐべきかどうかの判断が大切です（ショックの認知については,「Mission 2　吐血・下血患者に対応せよ！」51 ページを参照）．

ショックと判断したら,まずは輸液負荷を！

　緊急性が高いと判断したら,ヒト・モノを集めて,初期治療開始です．
　ショックの原因を鑑別しないと,初期治療ができないって？　いや,できます．腹痛,ショックの患者の初期治療は,輸液負荷から開始しましょう．ドパミンやノルアドレナリンよりも輸液負荷です．
　その理由ですが,血圧は,何から規定されるか覚えていますか？
　　　平均血圧＝心拍出量×末梢血管抵抗
　　　　　　　＝心拍数×1回心拍出量×体血管抵抗
　つまり,血圧は,心機能,血管内ボリューム,**末梢血管抵抗**から規定されます[23]．
　心機能については,救急外来の初期治療として対応が難しい部分もありますが（収縮力を上げるならβ刺激薬ですが,末梢血管が開きます）,血管内ボリュームと末梢血管抵抗の問題については,初期治療は輸液負荷です．
　最初の5分間では,輸液を負荷すべきか,入れないほうがよいか（カテコラミンを使うべきか）の2択です．腹痛患者のショックでは,ほとんどの場合,輸液負荷で正解です．仮に心筋梗塞であったとしても,心不全を来たしていなければ,まずは輸液を負荷しても大丈夫です．
　じゃあ,輸液負荷って,どれくらい入れればいいのかということですが,「2時間で1本入るくらい？」――いえいえ,違います．クレンメを開放し,全開投与にします．もちろん,穿刺針の太さで落ちる速度は変わってしまいますが,18 ゲージ以上（せめて 20 ゲージ）の太い針でライン確保しましょう．
　研修医の先生から,「そんなに輸液しても大丈夫でしょうか？」なんていう声が聞こえてきそうです．でもですねぇ,運動部出身の人だったら経験あると思いますが,

運動後ならスポーツドリンクの500 mLボトルなんて数分もかけずに一気ですよね?!"打ち上げコンパ"のときだって,ビールの中ジョッキ(400〜500 mL)ならアッという間に空になりますよね.

そう考えれば,2Lくらいの輸液負荷なんて怖くないはずです.状況は異なりますが,『敗血症 Surviving Sepsis Campaign 2016』でも,敗血症による低血圧に対して,最初の3時間以内に30 mL/kgの初期輸液が推奨されています[24].

3. 来院後から最初の15分で実施すべきこと

腹痛患者のショックは,何ショック?

ここで,ショックの種類をおさらいしましょう.ショックの分類にもいろいろありますが,ここでは4つに分けます.循環血液量減少性ショック,血管分布異常性ショック,心原性ショック,閉塞性ショックです.腹痛患者の場合は,4種類(表8)いずれもあり得ます.

ショックの鑑別って一見難しそうですが,最初の5分で診断できなくても,初期治療(多くは輸液負荷)を開始してOKです.でも,何のショックかわかれば鑑別診断も絞れます.時間がかかる血液検査の結果がなくとも,簡単な身体所見,エコー,心電図,ポータブル胸部X線像だけでも,ある程度の見当はつきます.

まず,患者さんの手足(末梢)に触れてみて,ショック状態であれば,通常,末梢血管は収縮し末梢は冷たくなります.ここで,温かければ,**血管分布異常性ショック**です(ショックでない可能性もありますが).

手足が冷たければ,**循環血液量減少性ショック**,**心原性ショック**,**閉塞性ショック**のいずれかになります.身体所見に秀でている人であれば,頸静脈を評価すれば,volume不足かどうか評価できるかもしれませんが,見慣れていないとなかなか難しいでしょうね.そこで,筆者は超音波エコー検査をお勧めします.**RUSH exam**って知っていますか[25]?

RUSH examでは,Pump,Tank,Pipeの3つを評価します.

Pumpでは,①心嚢液貯留で心臓の動きが悪くないか──心タンポナーデによる閉塞性ショック,②左室の動きが悪くないか──心原性ショックの可能性,③右心

表8 ショックの種類

循環血液量減少性ショック	腹部大動脈瘤破裂や子宮外妊娠による出血性ショック
	胃腸炎による高度脱水
血管分布異常性ショック	急性閉塞性化膿性胆管炎による敗血症性ショック
心原性ショック	急性心筋梗塞(上腹部痛)
閉塞性ショック	急性大動脈解離に伴う心タンポナーデ(上腹部痛)

径が拡大していないか——→肺塞栓による閉塞性ショック，を確認します．

　Tankでは，①下大静脈の虚脱があるか——→循環血液量減少性ショック（呼吸性変動が弱ければ，閉塞性ショックや心原性ショックが鑑別病態になってきます），②頸静脈の虚脱，③肺エコーで肺水腫や気胸がないか，④胸腔内に胸水がないか，を確認します．

　Pipeでは，①腹部大動脈瘤や大動脈解離がないか，②下肢に深部静脈血栓症がないか，を評価します．

　RUSH examって，ある程度エコーに慣れないとすべては評価できないかもしれませんが，腹痛患者さんのショックであれば，Pumpで心原性と閉塞性ショックの有無を評価して，Tankで下大静脈や頸静脈を評価し，循環血液量減少性ショックと診断できるだけでも十分と思います．

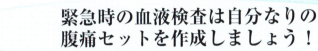

緊急時の血液検査は自分なりの腹痛セットを作成しましょう！

　患者の気道，呼吸，循環に問題があるとき，または腹部症状が強く，重篤な疾患を想定するとき，ゆっくり問診してから身体所見を詳しくとって，鑑別疾患を挙げてから血液検査を考える時間はないはずです．

　そんな緊急時のために，自分なりの**腹痛セット**を考えておきましょう．腹痛であれば，肝酵素，胆道系酵素，膵酵素，炎症反応，腎機能，血算は少なくとも確認しておきたいですよね．外科治療が考慮されるのであれば，血液型，感染症検査，血液凝固検査も必要になるでしょう．敗血症が疑われれば，血液培養2セットも採るべきですね．

「検査は，問診，身体所見から鑑別を考えて，最小限に絞れっていわれたことがあるのですが……．」

　Mission 2でも述べていますが，最初にオーダーした血液検査にない項目を追加オーダーする場合，結果が出るのに余計に時間がかかります．病状が安定していて，ゆっくり待てる患者さんであれば検査を絞り込んでもよいと思います．必要最小限の検査で診療が済めば，検査技師の手間，医療費などの観点から素晴らしいことです．

　でも，問診，身体所見で100%の感度・特異度のものはありません．非典型例が必ず存在するのが臨床です．緊急時にはギアを上げて，検査が過剰になったとしても，患者さんを救うことが大切だと思います．ただし，自分で出した検査は責任をもって自分で解釈すること．異常値が出ても，解釈できなければ，検査をした意味はありません．普段から，異常値にどんな病的意義があるのか，検査項目について勉強しておきましょう．

急ぐ腹痛患者さんでなかったら，血液検査はどうする？

　気道，呼吸，循環が落ち着いていて，緊急性は高くないと判断したとき，問診，身体所見を確認し，鑑別疾患を意識しながら，血液検査を選択していってよいと思います．

　誤解してほしくないのですが，本書では検査の有用性を強く表現する部分が多いです．でも，やみくもに検査を出せといっているわけではありませんよ．逆に，検査を出し過ぎることによって，前述した医療費や検査技師の手間以外にも患者さんへの侵襲が増えるし，救急外来の回転が遅れることもあります．例えば，尿管結石の既往があり，突然の腰部痛で，以前の尿管結石と同様の痛みだといって来院している中年男性に，血液検査をしていたら結果が出るまでに時間がかかります．エコーで水腎症を確認し，鎮痛剤投与して，症状が改善したら帰宅としたほうが早いわけです．

　ただし救急医の場合は，医師ひとりが患者さんひとりだけを診ることは少ないでしょう．医師ひとりで患者さん6人を同時に診るとしたら，問診・身体所見をじっくりと取り切れないことも出てくると思います．その際は，前述の腹痛セットを利用して，血液検査をして結果を待ちながら，問診・身体所見をとるような柔軟性も必要だと思います．

　また，精神疾患，認知症があるなど問診の正確性に欠ける患者さんや，いったん救急外来から帰宅した再診の患者さんの場合は，検査の閾値を下げて，積極的に血液検査をしたほうがよいと思います．すべて，緊急性のある疾患，重篤な疾患を見逃さないことが優先です．問診，身体所見，検査はそれぞれが重要な武器であり，お互いの弱点を補完し合います．疾患を見逃すことによる患者さんの被害を最重要視し，バランスよく検査を選択していくことを目指してください．

腹痛を訴える患者さんの問診ポイント

　学生時代の客観的臨床能力試験（OSCE）でも出てくるOPQRST（Onset：発症様式，Provocation：痛みの誘因，Quality：痛みの性質，Radiation：痛みの場所と放散場所，Severity：痛みの程度，Time：時間経過）．非常に便利で有用です．しかし，問診は上手にとらないと，見当違いの鑑別疾患を考慮してしまいます．

　大切なことは，患者さんのいっている**病状を，どう医学用語に置き換えることができるか**だと思います．問診のうまい医師は，患者さんの訴えを適切に医学的主訴に置き換えていきます．

　例えば，患者さんにonsetについて聞くと，多くの場合，急に腹痛が出現したと話します．ここでの，「急」というのは，われわれの考える「急」（sudden onset）ではないことがほとんどです．でも，患者さんの「急」という言葉を鵜呑みにすれば，sudden onsetの鑑別疾患を考えてしまいます．

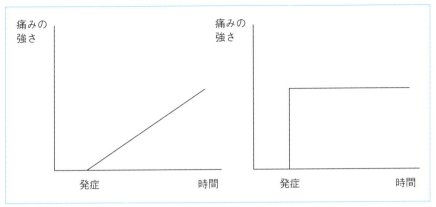

図1　腹痛の発症経過

　こんなときには，図1のような線を描いて「何をしていたときに起きましたか（テレビで誰が出ていたとか，トイレで排便した直後だったとか）？」と聞くと，把握することができます．

　Severityについても，患者さんの痛みの感じ方には個人差があります．我慢強い人もいれば，痛みに弱い人もいます．「仕事を休まなければいけないくらいでしたか？」などと具体例を示したり，以前の痛みと比較するなどしながら，痛みの程度を問診する必要があります．

腹部所見の乏しい腹痛には要注意です

🔹 腹部診察のポイント

　腹痛の診察の場合，腹膜刺激徴候はないか，右上腹部に胆嚢炎を疑う圧痛，右下腹部に虫垂炎を疑う圧痛がないかなどと診察していくと思います．でも，腹痛で最も怖いのは，腹部大動脈瘤破裂や子宮外妊娠などの出血する疾患や，上腸間膜動脈塞栓症などの虚血を生じる疾患です．これらの疾患は，明確な圧痛を認めないことが多いです．腹痛は強いのに腹部所見が乏しい場合のほうが，恐ろしい疾患が隠れているかもしれません．

　逆に，腹膜刺激徴候があれば腹膜炎を想定し，手術を想定した血液検査，画像検査へと躊躇なく進みましょう．

4. 来院後から最初の30分で実施すべきこと

CTは被曝するけど，撮るべきでしょうか？

　最近，CT検査の被曝が問題になっています[26,27]．超音波検査は被曝も，移動もなく便利ですが，検者の力量により診断能力が変わってしまい，誰もが使いこなせるわけではないことも事実です．

　CTを撮るべきかどうかは，結局，リスク&ベネフィットを斟酌してだと思います．CTの診断能力が高いのは事実であり，急性腹症において有用とする報告も複数あります[28,29]．患者さんがショック状態などで緊急性の高い場合は，躊躇してはいけません．診断が遅れることで，致命的になるかもしれないのです．

　高齢者は，危険な疾患の可能性が若年者に比べて高まりますし，予備能もなく，悪化の速度が速いです．また，若い人に比べれば被曝の影響は多くはないでしょうから，高齢者ではCTの閾値を下げてよいのではないでしょうか．

　逆に，小児には被曝のリスクが高いので，問診・身体所見，時間経過（問診などでわからなくても，ERで時間をかけて診ることで，痛みが間欠的なのか，持続的なのか，増悪傾向なのか，わかってくることがあります）と超音波検査を使うことで，極力無駄な被曝を減らしてあげたいものです．

　虫垂炎のAlvarado score[30]など，**Clinical prediction rule**を使うというのも，CTを減らす手段になり得るかもしれません．ただし，Clinical prediction ruleによっては，対象年齢であったり，除外基準であったりと，適応できる患者の条件があるはずです．Clinical prediction ruleの"うる覚え"での使用は，逆に適応外の患者さんにルールを当てはめる危険があり，要注意です．

　また，最近ではreduced CTという概念が出てきて，尿管結石などでは，画像精度は多少落ちますが，被曝量を落として撮影する方法もあります[31]．Reduced CTには，放射線技師や放射線科医と，そのような撮影が可能かどうか事前に話し合っておく必要があります．

CT室を"死のトンネル"にしない

　CT室への移動時の急変対策は必要です．最近は，救急外来にCT室を備える病院も増えてきましたが，救急外来からCT室が離れている施設もまだあると思います．CT室を"死のトンネル"にしてはいけません．CTの前に全身状態を安定化させるのは基本ですが，状況によっては不安定なままCTを撮影せざるを得ない場面もあるでしょう．そんなときは，患者さんのモニタリングをして急変対応できる医

療スタッフがついていくことや，バッグバルブマスクなど急変対応できる準備をしていきましょう．

造影か単純か，それが問題だ！

造影CTと単純CT，何が違うのでしょうか？

造影CTは造影剤を使用することで，単純CTよりも多い情報量を得ることができます．具体的には，解離，塞栓，血管外漏出像などの血管の評価，腸管や実質臓器の血流の評価ができます．でも，造影剤は，ご存知のとおり，アレルギー，腎障害のリスクがあります．

造影すべきか，必要ないのかは，何を疑い，どんな所見を見たいのかによりますし，また各科との関係にもよると思います．疑っている疾患に緊急性があり，造影しなければわからないのであれば，腎機能がわからなくても，造影すべきときもあります．

各科との関係については，例えば，腎機能が悪い腸管虚血の患者のケースを考えてみます．腸管虚血は，造影したほうがよくわかります．身体所見などから腸管虚血を疑い，単純CTだけでも開腹してくれる外科医であれば，造影はいらないかもしれません．でも，外科医によっては，造影CTがないと開腹してくれないかもしれません．そうであれば，透析を覚悟で造影せざるを得ないと思います．

造影すべきかどうかについて，唯一無二の答えはありません．救急医として，それぞれの疾患が造影剤によってどのように情報量が増えるかを知っておく必要はありますが，実際に造影するかどうかに関しては，普段から各科・各医師の特性も踏まえておくことが大切です．

透析患者さんでは，ヨード造影剤除去のための追加透析は必要ないとされています[32]．

腹部単純X線検査は行うべきでしょうか？

腹痛患者さんでの腹部単純X線検査の有用性は，残念ながら低いです[29,33]．腹部単純X線検査は感度が低く，腸閉塞，消化管穿孔，消化管異物などでは有用となることもありますが，異常がないからといって病気を除外できるわけではありません．

一方，腹部単純X線検査のみで便秘と診断する方もいます．便塊の貯留があって，確かに便秘もあるのかもしれませんが，重篤な疾患が除外できていない場合には，安易に便秘と診断することには注意が必要です．

ですから筆者が，救急外来で腹部単純X線検査を施行する機会は少ないです．腹部単純X線を撮影するのは，消化器科医や外科医が必要とする場合と，臨床的に単

純性イレウスを疑っており，緊急性が高くなく，腹部単純 X 線で診断をつけることで，CT まで施行しなくても済むような場合くらいです．

5．来院後から最初の 45 分で実施すべきこと

各種検査結果が揃い始めたら，鑑別疾患を考えていきます．

腹痛では，緊急度別に鑑別疾患を考えましょう

鑑別診断のポイント

1) 緊急的処置（緊急手術や内視鏡的処置や輸血など）を必要とする疾患
   ⟹ 見逃し，方針決定の遅れが患者さんに致命的結果をもたらすもの
   ① 出血
      例：腹部大動脈瘤破裂，内臓動脈瘤破裂による腹腔内出血，子宮外妊娠による腹腔内出血など
   ② 虚血
      例：上腸間膜動脈塞栓症，絞扼性イレウス，卵巣嚢腫茎捻転，急性冠症候群など

   出血性疾患は，早期に輸血などの初期治療を開始しないと，専門医が到着するころには手遅れになってしまうかもしれません．処置の開始や準備（術前の検査としての心電図や胸部 X 線，尿道カテーテル留置，必要あれば動脈ラインなど）を進めましょう．

   虚血性疾患は，一見バイタルが保たれていても，時間が経つほど虚血部分は広がり，患者の生命予後や機能予後に多大な影響を及ぼします．他の医療スタッフに，（バイタルが安定していても）急ぐ必要があることを伝え，手術室や血管造影室の準備など，少しでも早く治療に進めるように努めましょう．

2) 今後，手術や処置が必要となるため入院治療が必要とされる疾患
   ⟹ 数時間，処置が遅れたとしても許容され得る疾患（程度によりますが），専門医による判断・診断が"ものをいう"疾患
   ③ 炎症
      例：急性虫垂炎，胆石胆のう炎，急性膵炎など

3) 診断がつく，つかないにかかわらず，入院して経過観察が望ましい（帰宅させないほうがよい）疾患
   ⟹ 例：単純性イレウス，全身状態不良な急性胃腸炎，普段は歩行できるのに歩行できない患者，家族が普段と様子が違うという患者

4) 状況により帰宅させてもよい疾患

◇患者さんが女性の場合

「女性を見たら，妊娠を疑え」とは有名な言葉です．人は，Sex, Money, Drugについては嘘をつきます[34]．妊娠反応検査を確認するとき，患者さんに妊娠反応を検査しますといったら拒否されますが，妊娠反応検査で重篤な腹部疾患をひとつ除外できますと話すと，同意してくれることが多いです．

◇患者さんが妊婦の場合

切迫早産，胎盤早期剥離などが鑑別に挙がり，腹痛に加えて性器出血や破水がないかが大切な情報になります．また虫垂炎は，妊娠による身体所見の変化や被曝でCTが撮りにくいため，診断が難しくなります．しかも，妊婦の虫垂炎は，非妊婦に比べて2～3倍破裂しやすく，破裂した場合，胎児死亡のリスクが増加するため，注意が必要です[35]．

◇患者さんが小児の場合

ワンポイントの診察で判断せず，時間経過を見ることで腸重積の間欠的啼泣に気づくなど，検査を最小限にできることがあります．男児では，腹痛，嘔吐を主訴とした精巣捻転の患者もいます．ズボンを下して診察しましょう．

6．来院後から最初の1時間までに決定すべきこと

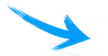

入院させるべきですか？
帰宅させてよいですか？

入院が決まったら，早めに入院の手続きを進めたほうが，ERはスムースに動けます．どこの病院でも，入院決定から病棟準備ができるまでの時間がボトルネックになっていると思います．早期に病棟に上がればERのベッドが空き，次の患者さんの受け入れ準備ができます．

またERで経過観察する場合，何時間経過をみるのか，どうしたら帰宅もしくは入院になるのか，看護師に伝えておくことをお勧めします．他の患者さんの対応で忙しく，時間を忘れていたときにも看護師から連絡をもらえます．

帰宅させる場合の注意

帰宅前に，表9のようなリスクがないかを確認しましょう．後々のトラブルを少しでも防ぐことができます[36,37]．

患者さんの希望する診療内容と実際の診療が異なった場合（例：頭痛を主訴にCT希望で来院したが，救急医はCT不要と判断した）は，患者さんが救急医の説明をよく理解しているかどうか確認しないと，トラブルになりやすいです．そのため，表10[36]のような点を帰宅前に確認してください．

表9　帰宅させる際にリスクの高い患者[36]

腹痛，胸痛，頭痛といったハイリスクな主訴で来院し，診断が確定しないまま帰宅となる
バイタルサインに異常あり
精神疾患，認知症などがあり，症状が悪化しても再来しない可能性がある
認知症，酩酊状態など正確な所見がとれない
一度ERから帰宅し，再受診した患者
患者が診療内容に不満がある

表10　患者を帰宅させる前に確認すべき項目[36]

病歴を再確認
重篤な疾患を除外したか
異常な身体所見の有無，検査結果について再確認
今後のフォローが明確に指導されているか
患者が説明を理解しているか
カルテの記載がしっかりしているか

専門医コンサルトのタイミングは？

　いつ専門医にコンサルトするのかは，難しい問題のひとつです．疑っている疾患の緊急度，専門医が院内にいるのか，院外から呼び出すのか，平日日中で緊急処置の迅速な対応が可能か，夜間休日で手術室や血管造影室などの担当看護師・麻酔科医も呼び出さなければいけないのかなど，状況によって異なります．

　大切なのは，患者さんにとって必要な処置が遅れないことです．緊急処置を要する疾患なのに，すべての検査が出そろってから，まず専門医を呼んで，緊急処置の可否を判断して，それから担当看護師を呼んででは，助かる疾患も助かりません．

　救急医として，診断の正答率を上げる努力は永続的に必要です．でも，診断に自信がなくても，緊急処置を要する疾患が疑われるのであれば，勇気をもって専門医にコンサルトする必要があるときもあります．最悪，診断が違っていた場合は，素直に頭を下げましょう．でも，患者さんのためであれば，抵抗はないはずです．

　腹痛は，救急外来で診断がつかないことも多々あります．診断できれば一番よいのですが，救急外来では無理に診断にこだわる必要はありません．救急医の仕事は，主訴や病歴で想定し得る最悪の疾患を除外することですから．そこが，内科診断学や臨床推論とは異なる部分です．時間を意識し，最悪のシナリオに進ませないことが大切なんです．

参考文献

19) Girman CJ, Kou TD, Cai B, *et al*. Patients with type 2 diabetes mellitus have higher risk for acute pancreatitis compared with those without diabetes. *Diabetes Obes Metab*. 2010, **12**（9）: 766-771.

20) Hernández-Díaz S, Rodríguez LA. Association between nonsteroidal anti-inflammatory drugs and upper gastrointestinal tract bleeding/perforation : an overview of epidemiologic studies published in the 1990 s. *Arch Intern Med*. 2000, **160**（14）：2093-2099.
21) Diamond SM, Emmett M, Henrich WL. Bowel infarction as a cause of death in dialysis patients. *JAMA*. 1986, **256**（18）：2545-2547.
22) Smith J, Fox SM. Pediatric Abdominal Pain : An Emergency Medicine Perspective. *Emerg Med Clin North Am*. 2016, **34**（2）：341-361.
23) Marino PL. 第7章　血液モニタリング．ICUブック．第4版．稲田英一，翻訳．メディカルサイエンスインターナショナル．2015，p108-109.
24) Rhodes A, Evans LE, Alhazzani W, *et al*. Surviving Sepsis Campaign : International Guidelines for Management of Sepsis and Septic Shock : 2016. *Intensive Care Med*. 2017, **43**（3）：304-377.
25) Perera P, Mailhot T, Riley D, *et al*. The RUSH exam : Rapid Ultrasound in SHock in the evaluation of the critically Ill. *Emerg Med Clin North Am*. 2010, **28**（1）：29-56, vii.
26) Brenner D, Elliston C, Hall E, *et al*. Estimated risks of radiation-induced fatal cancer from pediatric CT. *AJR Am J Roentgenol*. 2001, **176**（2）：289-296.
27) International Commission on Radiological P. Pregnancy and medical radiation. *Ann ICRP*. 2000, 30（1）：iii-viii, 1-43.
28) Rosen MP, Sands DZ, Longmaid HE 3rd, *et al*. Impact of abdominal CT on the management of patients presenting to the emergency department with acute abdominal pain. *AJR Am J Roentgenol*. 2000, **174**（5）：1391-1396.
29) Laméris W, van Randen A, van Es HW, *et al*. Imaging strategies for detection of urgent conditions in patients with acute abdominal pain : diagnostic accuracy study. *BMJ*. 2009, **338**：b2431.
30) Alvarado A. A practical score for the early diagnosis of acute appendicitis. *Ann Emerg Med*. 1986, **15**（5）：557-564.
31) Moore CL, Daniels B, Singh D, *et al*. Ureteral Stones : Implementation of a Reduced-Dose CT Protocol in Patients in the Emergency Department with Moderate to High Likelihood of Calculi on the Basis of STONE Score. *Radiology*. 2016, **280**（3）：743-751.
32) 急性腹症ガイドライン 2015．急性腹症診療ガイドライン出版委員会，編．医学書院．2015，p113.
33) Stower MJ, Amar SS, Mikulin T, *et al*. Evaluation of the plain abdominal X-ray in the acute abdomen. *J R Soc Med*. 1985, **78**（8）：630-633.
34) 寺沢秀一，他．研修医当直御法度．第6版．三輪書店．2016，p94-99.
35) Diegelmann L. Nonobstetric abdominal pain and surgical emergencies in pregnancy. *Emerg Med Clin North Am*. 2012, **30**（4）：885-901.
36) 佐藤信宏．ハイリスクな患者を同定せよ．ERマガジン．2012，**9**（1）：86-89.
37) Weinstock MB, Longstreth R. Bouncebacks! : Emergency Department Cases : ED Returns. ANaDEM Inc. 2006, pxvi-xix.

クリスマスカード

田中敏春

最初にお断りしておきますが，これは"診断に難渋した症例"のお話ではありません（笑）．

なかなか厳しい救急医としての毎日ですが，稀に「あ〜，救急医やっててよかったな！」と，心から実感できるときがあります（ほんと稀ですけど）．患者さんの治療をとおして，そんなことを実感できた経験をお話ししたいと思います．

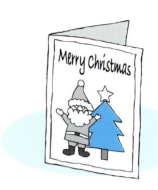

私は救急医として，日夜さまざまな患者さんの治療に当たっていますが，ときどき患者さんやご家族から退院された後で，感謝のお手紙をいただくことがあります．しかし，私はそういったお手紙に一度として返事を出したことがありません．

せっかくいただいたのに返事を出さないなんて，「なんて，失礼な！」と，お叱りをいただきそうですが，どうしても出すことができないのです．

なぜかというと，もし患者さんやご家族からのお手紙にいったん返事を出してしまうと，もはや医師と患者の関係ではなくなって，何かより親密な"友人・家族"のような，特別な関係へと変わってしまう気がするからです．私は医師として，あくまでも仕事として当然なことをやっているだけのことですから――．

かなり前の話になります．

当時3歳の男の子が，自宅の2階ベランダから誤って地面に落下し，重症の頭部外傷で当院へ搬送されてきました．意識は昏睡状態で呼吸状態も悪く，直ちに気管挿管を実施しました．頭部CTでは頭蓋内出血があって，開頭術を実施すべきか否か――ぎりぎりのところだったと記憶しています．

集中治療室に入院させて何とか開頭術を回避すべく，脳低体温療法をはじめとした集中治療を実施し，幸いになんとか開頭術を回避できました．その後，脳浮腫も徐々に改善して人工呼吸器から離脱することができました．

しかし，正直なところ「重大な後遺症が残るかもしれない」と思いながら，脳外科の医師にその後の治療をバトンタッチしたのでした．

それからかなりのときが経ち，その男の子のことも忘れつつあったある年のクリスマスに，元気になった男の子の写真とともに，クリスマスカードが私の許に届いたのです．

「あ〜あの子，退院できたんだ．元気そうで本当によかったな〜」と，そのときは嬉しく思いましたが，そのまま返事を出すことはありませんでした．あくまでもときどきいただ

く感謝の手紙のなかの"1通"でした．ところがそれから，その翌年もその翌年も，毎年お母さんから感謝のクリスマスカードが私の許に届くのです．そして，そうしているうちに元気に小学校に上がった男の子も，鉛筆で言葉を書き添えてくれるようになりました．全く返事を出していないにもかかわらず――．

　そもそも，読まれているかどうかさえ，わかっていないはずなのに――．涙が出るほど嬉しく思いながら，せめて毎年心から楽しみに読ませてもらっていることをお伝えしようと，何度かペンを持って書きかけてはみましたが，ここで返事を出すと今までの信念が崩れそうで，そのたびに書きかけた手紙を捨ててしまっていました．

　「あの医者，全然返事も寄越さないで失礼ね！」なんて，思われているかもしれません．
　でも，心から「あの子，元気になってよかったな！」，そして人から感謝される医師になれたことに，「よかった」と救急医としてしみじみ思うのです．
　患者さんやご家族から感謝されること，結果が良かったか悪かったかにかかわらず，その瞬間は，「大変だけど，この仕事やっていてよかったなあ」と思える数少ない瞬間です．これがあるからこそ，救急医としての仕事を続けていられるのだな――なんて思います．

　今では，クリスマスの時期が近づくと「今年は，いったいどんなクリスマスカードが届くのかな？」なんて心待ちにしてしまっている救急医です．

Mission 2 吐血・下血患者に対応せよ！

- ★ **救急医の仕事は，吐血・下血症状の患者さんを消化器内科に振り分けることではない**
  急性発症の吐血・下血症状を呈している患者さんを消化器内科にコンサルトしさえすれば，それで一丁上がりではない．
- ★ **"吐血・下血"症状は急変しやすい！**
  急変した場合の対応も救急医にとっては必要だが，救急医としては早め早めの対応をすることで急変させないようにすることが重要．
- ★ **吐血・下血の出血源が"上部消化管か下部消化管か"を予測できる能力が求められる**
  救急医には，様々な所見・検査結果からできるだけ迅速に予測することが求められる．
- ★ **急性の吐血・下血症状を呈している患者さんに緊急消化管内視鏡を実施すべきかの決断は，救急医の責務**
  正確な重症度リスク評価（目の前の"吐血・下血"の患者さんに緊急消化管内視鏡を実施すべきかどうかの決断），出血源コントロールのための速やかな消化器専門医へのコンサルトが求められる．
- ★ **上部消化管出血が疑われる患者さんで，緊急上部内視鏡検査に迷ったときは"Glasgow-Blatchford スコア"を利用しよう！**
- ★ **赤血球輸血は，Hb 値 7 g/dL あれば OK！**
- ★ **制限輸血（restrictive transfusion）を知っておこう！**

1. 患者が来院するまでにしておくべきこと

Golden hour の支配を成功させるための事前準備

患者さんがかかりつけであれば，カルテで事前情報の確認をしておきましょう

　患者さんが自施設のかかりつけであれば，患者さんが来院するまでに，どのような既往歴や基礎疾患を持ち，経過，内服薬剤，アレルギー歴の有無といった貴重な事前情報がカルテから手に入ります．既往歴として胃・十二指腸潰瘍や肝硬変などの既往の有無，開腹手術の有無と同時に，服薬歴〔ステロイドや非ステロイド抗炎症薬（NSAIDs）服用の有無など〕についても確認します．

◇**消化器系疾患で通院**
　・通院中の疾患内容で大まかに説明可能かどうか？
　　（胃・十二指腸潰瘍の既往はあるのか？　消化管悪性腫瘍や肝硬変で通院中ではないのか？）
　・吐血・下血は今回が初めてなのか？
◇**循環器系疾患で通院**
　吐血・下血症状を認めている場合に配慮すべき薬剤（抗凝固薬や抗血小板薬，β遮断薬，など）を内服しているかどうか聴取しておくとよいと思います．

救急隊からの情報聴取のポイント

　情報伝達のポイントとして"**3W1H**"が重要であることも Mission 0 で述べましたが，吐血・下血患者さんについては，さらに1個を追加した"**4W2H**"（表11）に沿って，救急隊から"吐血・下血について"，簡潔でよいですから確認しておくとよいと思います．

表11　4W2H

- Who（誰が？）：高齢者か？，既往歴の有無は？，など
- When（いつから？）：本日突然に？，数日前から？，など
- Where（どこで？）：自宅で（そもそも今日は体調悪かったの？），職場で（そもそも出勤できてた？　発症は突然か？），居酒屋で（飲酒後に嘔吐してから吐血か？），など
- What color（どんな色？）：鮮紅色，コーヒー残渣様，黒色便のなかに新鮮血の混入あり，など
- How（どのように？）：嘔気を自覚した後の吐血，腹痛を自覚した後の下血，全く腹痛のない下血，顔面打撲した後の吐血（それは鼻出血が口腔内に垂れこんだから？），咳き込んだ後の吐血（そもそも喀血なのか？），など
- How much（どれくらいの量・回数？）：カーペットに直径 30 cm くらいの吐血痕，今朝起床後から3回の下血，など

表12 出血量と症状[38]

出血量	臨床症状
循環血液量の15%まで (体重70 kgで750 mL)	症状はないが精神的不安，立ちくらみ，皮膚冷感 血圧はほぼ正常 軽度の頻脈（100/分以下）
15～25% (750～1,250 mL)	蒼白，四肢末梢冷感 血圧低下（90～100 mmHg） 頻脈（100～120/分） 乏尿傾向
25～35% (1,250～1,750 mL)	不穏，蒼白，冷汗，四肢末梢冷感 呼吸数増加 血圧低下（70～90 mmHg） 脈圧減少，頻脈（120/分以上） 乏尿（20 mL/時以下）
35～45% (1,750～2,500 mL)	意識混濁 極度の蒼白・四肢末梢冷感 チアノーゼ，呼吸促迫 血圧低下（60 mmHg以下） 脈拍触知しにくい（120/分以上） 無尿

(文献38より改変)

◇出血量の推定

吐血した量を，大まかに本人や家族，救急隊員などから聴取し，全身状態，Hct値などから，出血量をある程度推定する（表12）[38]ことが可能となりますので，参考にしてもよいと思います．

吐血・下血患者さんを受け入れる"心構え"

いかなる患者さんにおいてもそうだと思いますが，これから来院する患者さんは，「当初の予想とは違い，重症かもしれない」，「来院時に落ち着いていたとしても，急変するかもしれない」など，いつでも**"良い意味での悲観的考え方"**をしておくことが必要ではないかと思います．

ただし，単なる悲観的予測のみ（それだと，本当に文字どおりに悲観的になってしまいます）にとどまらず，「重症だった場合には，このように対応しよう」，「緊急輸血をオーダーする場合の手順を確認しておこう」，「今日の内視鏡担当の消化器内科の先生の名前を確認しておこう」といった事前の脳内シミュレーションをしておくことで，いざというときの速やかな対応につながると思うのです．

事前には最悪の予想をして準備をしておき，そして，いざ患者さんの目の前に立ったときには，「自分にはできるはず．自分には決断できるはず」という自分への信頼感を持つことが必要です．

読者である先生方は，ここぞというときに**"自分自身を信頼する"**ことができますか？　信頼できるように普段から最大限の努力をしていることが大切です．これって『言うは易し，されど行うは難し』ですけどね，大事なことです．

2. 来院後から最初の5分で実施すべきこと

その患者さん，急ぐべきですか？

　吐血・下血を来した患者さんに対してアプローチする際，まず何よりもバイタルサインが安定しているかの確認です．安定していなければ，何をおいても"できる限り速やかに"安定させることが重要です．吐血・下血によりショック状態に陥っていると判断したのであれば，迅速な対応が必要となります．初期対応を誤ると，後で悔やんでも悔やみきれません．

ショック状態の判断基準

　出血性ショックを呈した際の重要な臨床徴候が様々な成書に記載されています．いわゆる**ショックの5P**（表13）と呼ばれるもので，ショックを早期認知するうえで重要なサインだと書かれています．

　上記のほか，収縮期血圧が正常であったとしても頻脈を認めれば，臨床的にはショック状態と判断できますし，速やかなショック状態への対応が必要となります．ただし，高齢者などで降圧薬として β 遮断薬を内服している患者さんでは，ショック状態であっても頻脈になりにくいので注意が必要です──こういった注意点も成書でよく見かけるものです．自分で書いておいて，いうのもなんですけど．

　で，記載内容は全くもって正しいです（笑）．当たり前です．正しくないことは書くはずありませんから．でも，本当に目の前の患者さんがショック状態であると，自信を持って判断できますか？　どうやって？　なかなか難しいでしょう？

　「5つのPのうち，何個揃ったらショック状態っていえるのだろう？　やっぱり5つ揃わないと，ショック状態といってはいけないのだろうか？　その場合の陽性的中率はどれくらいなのだろうか？」など，いろいろ疑問になると思います．

　でも，ここでいっちゃいますが，この項目が揃えば"ショック状態と断言してよい"などという基準はありません！　しかし，上記の5Pが目の前の患者さんに全部揃っていたとしたら，それは「かなりヤバいショック状態」といえますよね．初期対応を誤ったら，必ず心停止に陥ると思います．

　ですので，5つのPが全部揃うまでショックかどうか判断できない（ないしは"しない"），というのではマズい！　「じゃあ，いったいどの項目が重要なの？」という

表13　ショックの5P

①蒼白（**P**allor）：顔色や眼瞼結膜が，まさに"真っ青"となります
②虚脱（**P**rostration）：静脈ルートを確保しようとしても血管が"虚脱"して取れません
③冷汗（**P**erspiration）：そのまんま，触ってみればわかります
④脈拍触知困難（**P**ulselessness）：そのまんま，橈骨動脈が触れづらいです
⑤呼吸促迫（**P**ulmonary deficiency）：そのまんま，息苦しそうな頻呼吸です

ことなのですけど——

患者さんが"ショック状態"かどうか, 救急医自身が判断・決定するのです！

　救急医，いや医師というものの仕事は予想屋のそれとは違います．患者さんがショック状態かどうかを"的中させる"ことでないのは，当然ですよね．

　話が少し（かなり？）逸れますが，行政組織には「災害がいつ起こるかどうか，予想を的中させる」ことよりも，「仮に，災害が今日起こっても対応できるように準備しておく」ことが求められます．筆者は，それと同じだと思うのです．

　目の前の患者さんに「この患者さん，ショック状態なのかな？　いや微妙……．ツーか，ショック状態っていいきっちゃって，消化器の先生，呼んでいいのかな？　間違ってたら，なんだかかっこ悪いし……．」なんて思う時間こそがムダ！

　「いや，別に自分が恰好悪いとかそういうわけじゃなくて，ただショック状態かどうか，来院した時点でなかなか判断しづらくて……」と，返したくなる気持ちもわかります．でも，患者さんから見れば同じことですから．

(A) 患者さんはショック状態ではないのにショック状態として対応した
(B) 患者さんはショック状態なのにショック状態ではないとして対応した

　上記（A），（B）2つの大いなる"差"を理解できますか？　いずれも"予想が外れた"という点では同じですが，現実の医療現場での患者さんに与える影響は雲泥の差です．

　（A）の場合，患者さんに"直接的な害（harm）"はありません．そもそも，ショックとして**初期対応することは基本的に推奨される**べきことです．2本挿入した末梢静脈ルートが必要でなくなったら，さっさと1ルート抜針すればよいだけです．多く発注し過ぎた輸血は返却可能です．内視鏡所見も，「思ったより大したことありませんでしたね」で結構です．

　堂々と失敗を認めて，頭を下げればいいじゃないですか．頭を下げれば済むことがほとんどなのですから．若干，過剰医療になる可能性はありますが，医師の成長にとって必要な過程であると思えば，許容範囲でしょう．筆者も数多くそんな経験してきました．

　一方，（B）は医療現場で決して起こってはならないことです．厳しいことをいえば，患者さんのその後の人生を大きく変えてしまうのみでなく，担当した医師の人生だって大きく変えてしまう可能性もあるわけです．もちろん，臨床経験を積んで成長するにつれて，「ショック状態の患者をショック状態と正しく判断できる」臨床的陽性的中率とでもいうのか，そういった判断は必ず向上していきます．向上していきますが……，しかしどこまで行っても的中率100％にはなり得ません．

　そうだとすれば，予想を外すのなら患者さんにとって**"より害が少ない"ほうに予想を外す**医師のほうが，救急現場ERにおいては間違いなく優れた医師といえます．

　自ら判断し決定しましょう．「いや，自分はまだ自ら判断や決定できる立場の医師

ではないし……」なんて，つぶやく読者の先生たちの声が聞こえてきそうです（笑）．
　いっておきます．突き詰めれば，医師とは**自ら判断し，決定し，実行する**仕事です．医師とは，判断を求められ，決定を求められ，実行を求められ，そしてその判断・決定・実行に責任を持たなければならない仕事です――と，筆者は思っています．
「いや，そんなこといわれたって，未熟だから責任なんて取れないし……」
　責任を取ることに未熟かどうかは，本質的にあまり関係のないことです．医師免許を取り，医籍登録された限りにおいては，研修医も20年の経験がある医師も，患者さんからすれば同じ"医師"なのです．一方，医学生と医師とには天と地ほどの差があります．
　もちろん，研修医と筆者のようなベテラン医師（と呼ばれる域にすでに到達してしまっていますが……）とでは，求められる責任，背負うべき責任に差があることも事実です．何も別に，研修医の先生やレジデントの先生に責任を負わせようと思って，いっているわけではありませんよ（笑）．

> **救急医の本分は判断・決断が速やかであることです！**

　話を元に戻します．
　あなたの目の前の患者さんが"ショック状態かどうか"は，あなた自身が判断することです．救急隊員に判断してもらう（でも，病院前の情報は大いに参考にしましょう！）のでも，看護師さんに判断してもらう（助言は大いに参考にしましょう！）のでもありません．しつこいですけど，医師とはそういうお仕事ですから．
　研修医やレジデントにとってのショック状態と，ベテラン医師にとってのショック状態とが同じでないのは当然です．研修医の先生が「大変です，あの患者さん，ショック状態だと思います！」と呼びに来たので，急いで駆けつけてみると，「うーん，まあ，まだ大丈夫なんじゃないの？」なんて思うことはときどきありますけど．
　そういうこともありはしますけど，急いで呼びに来た姿勢，自分なりにショック状態だと判断して，様々な機材や応援を依頼した研修医の姿勢は「見上げたもの」だと思います．患者さんに対して，何ひとつ害（harm）となることはしていないのです．しつこいですけど，もしこれが逆だったら――．もはやいうまでもありませんよね．
　救急医には"ERでの時間を支配できる能力"が必要です．スピード感とでもいえるでしょうか．
　もちろん，身体診察や点滴ルート確保などの手技を速やかに実施できる能力もそうですが，永年救急医としてやってきた筆者の実感として，**"判断・決断を速やかにできることこそが救急医の本分"**ではないかな――なんて，思うのです．多発外傷における治療の優先順位を決定するときなどは，まさに救急医の本質が問われます．整形外科医と消化器外科医と脳外科医，それぞれに意見を聞いて治療の順番を

決めていたら，助かる患者さんも助かりません．

　誤解してもらいたくないのは，独り善がりの判断を下すことを推奨しているのではありません．「独り善がりかどうかなんて，わからないじゃないか⁈」という意見はごもっともです（笑）．しかし筆者からすると，"レジデントはちゃんと勉強もしている"し，"ちゃんと患者さんも診ている"，"そこそこ経験も積んでいる"．そして，"自分のなかでは答え（決断）がすでに出ている"はずなのに，方針を決められずに患者さんが待たされている——なんて現場をときどき見かけます．

　確かに，自分の判断・決断が間違っていたら……と考えたら，不安になる気持ちもわかります．でも，医師として決断すること．その決断には責任が伴うこと．責任の重さを自覚して決断すること——医師の仕事の本質とは，その繰り返しではないか．筆者はそう思うのです．

患者さんがショック状態だと思ったら，直ちに"マンパワー"を確保しましょう

　まずは自分を信じてショック状態だと判断したら，正直に「この患者さん，ショック状態だと思います」と高らかに宣言しましょう．

　ショック患者への対応は，酸素吸入，速やかな静脈路確保・急速輸液・輸血など，迅速さが要求されます．ところで，読者の先生方が勤務する施設では，夜間や休日の当直医は何人いるのでしょうか？　看護師さんは何人体制でしょうか？

　重症患者さんへの対応がうまくいくかどうかは，とにかく多くのスタッフが患者さんの周りに参集できるかどうかが，ひとつの"カギ"となります．もちろん，実際は人数が多けりゃいいってものではありませんが．それは"カギ"ではありますが，現場でリーダーシップをとることができる**"リーダー医師の存在"**こそが最重要なのです．そして，いつか遠くない日に，読者である先生が"その責務（救急医であることが筆者の理想なのですけどね）"を担ってくれることを期待して，本書を書いているのです（笑）．

　そして，自分ひとりではとても対応できない！　そう直感したら，助けを呼びましょう．とりあえず，消化器内科の先生でなくてもいいじゃないですか！

　医局や研修医室で休んでいる先輩・同僚・後輩だって，十分な戦力になるはずです（だって，医者なんですから！）．ここぞというとき，「今さ〜，重症患者さんがERに来ててさ〜，吐血なんだよね．ちょっと人手足りなくてさ〜，悪いけどヘルプしてくれない？」というあなたの言葉に，どれだけの仲間がERに来てくれるのか，それは普段からのあなたの診療態度にかかっていると思うのです．

3. 来院後から最初の15分で実施すべきこと

ショック状態なら，最低でも2本の末梢静脈ルートを確保しましょう

　まず，すべての患者さんに点滴入れときましょう．その際に**血液検査も一緒にオーダー**しておきませんか？　急性発症の消化管出血が疑われる患者さんでは，急変するリスクが絶えずつきまといます．急速輸液や輸血が必要となり得ますので，最低でも2本，しかも**大口径（20ゲージ以上）**の末梢静脈ルートを確保することが必要です．読者の先生方はすでにわかっていることと思いますが，中心静脈ルートは確保に時間がかかり，止血処置に支障が出るのみでなく，そもそも口径が小さく（時間当たりに投与できる輸液量に制限がかかります），ルートが長い（抵抗がかかり，時間当たりの輸液速度に制限がかかります）ため，急速輸液や輸血に適したルートではありません．

　白血球数増多，血小板数減少も病態を判断するために重要です．また，肝機能（GOT，GPT，γ-GTP），腎機能（BUN，Cre）といった臓器障害に関わる項目も合わせてチェックしましょう．今後，輸血や内視鏡などの処置が必要になる可能性も考慮して，血液型，感染症の有無も忘れずにチェックしておきたいところです．いや，とにかく"できるだけ多くの項目"をチェックしておきましょう．

鑑別疾患を考えてから"チェックすべき血液検査項目を検討する"のはムダ！

　"問診，診察の結果，ある程度の鑑別疾患や疾患の方向性を検討してから，チェックすべき採血項目を提出する"としている記載を多く見かけます．否定するつもりは毛頭ありませんよ．ありませんけどねえ……，くどいですが"真のER"は，それほど悠長な現場ではありません．

　医師といえども筆者のような凡人（謙遜してます，はい）は，"異常値を見て"初めて「どんな疾患なんだろうか？」と考えることが可能となります．

　そりゃあ，症例検討会のようにソファにゆったりと座りながら，腕組みなんかしちゃって（すいません，症例検討会に偏見持ってるかもしれません！）（笑），じーっくりと頭の体操しつつ鑑別疾患を考える機会を与えられるのであれば，筆者だって「そうだな〜，この辺の血液検査項目，チェックしとこうか」くらいのこといえると思いますよ．

　例えばです．このような状況を今まで経験したことはないでしょうか？
　吐血の患者さんの緊急血液検査で，"総ビリルビン（T. Bil）値"をチェックした

ところ，T. Bil 値：4.7 mg/dL という結果が出ました．

　読者の先生方は，吐血患者さんの背景となる疾患として，どのような疾患を想定して診察を進めますか？

「肝・胆道系酵素の数値を知りたいかな～？」

　まあ，そう思うでしょうね．ではこれに，

　　・GOT 値：628 IU/L
　　・LDH 値：1,044 IU/L

という結果を加えたら，どうですか？

「うーん，それなら GPT 値は？　ALP 値や γ-GTP 値は？　アミラーゼ値は？」

　そう，知りたくなりますよね．筆者もそうですから（笑）．では，それらの値を示しましょう．

　　・GPT 値：174 IU/L
　　・ALP 値：118 IU/L
　　・γ-GTP 値：72 IU/L
　　・アミラーゼ値：64 IU/L

「それほど高値でもないな……」

　まあ，そうでしょう（笑）．

「じゃあ，ビリルビン値の分画（D. Bil 値）は？」

　そうですね，そうなりますよね．でも，「オーダーし忘れてました！　これから追加オーダーします．オーダーしといたほうがよかったですか～？」と返されたら，「しといたほうがよかったね～！」と答えませんか（笑）？

　もちろん，吐血患者さんの初期対応に「D. Bil 値がどれほど影響を与えるんだ!?　初期対応としては，やることは同じ！」というご意見も当然あるでしょう．「追加で測定すれば，それでいいじゃないか」というご意見も，ごもっともです．

> **できるだけ多くの検査項目を
> チェックしておきませんか？**

　それでは，質問です．

　追加の測定結果が出るのに，あなたの施設では何分かかりますか？　何分かかるか，"時間を意識したこと"はあるでしょうか？　待っている時間に，「先生，薬物中毒の患者さんが舌根沈下して，呼吸ヤバくなってますよ!!」と，別の ER ベッドから呼ばれたとしたら――．今あなたの目の前にいる吐血の患者さんは，あと何分待たされるのでしょうか？　もしも，T. Bil 値が測定してあって，それが「0.3 mg/dL」とわかっていたら？　肝・胆道系疾患（例：肝硬変による静脈瘤からの吐血）よりも，「溶血性疾患？　それによる消費性の血小板低下か？　急性胃粘膜病変（AGML）なのか？」などと，瞬時に思い浮かびませんか（予測が当たっているかどうかは別としてですが）？

繰り返します．ERでは時間を支配できることが何よりも重要——と筆者は考えています．**時間を意識しないERでの診療は，患者さんに悪影響を与えかねません．**
　だから，こう伝えるのです．
　「ERでは，できるだけ多く（緊急採血項目のなかで，オーダーし得る最多という意味です！）の採血項目をチェックしておきませんか？」

　ERでは，動脈血液ガスで**乳酸値**（lactate）も測定しておきましょう！　入院時に乳酸値を測定することで重症度の予測ができるとされていますから．
　乳酸値は，すでに外傷診療において出血量の予測評価に利用されています．消化管出血により入院を要した患者群では，入院時の乳酸値の感度は高いものの，特異度が低い結果となっています．
　生存者群での入院時乳酸平均値が2.0 mmol/Lであったのに対して，死亡者群では平均値8.8 mmol/Lでした[39]．入院時乳酸値が4 mmol/L以上であった患者さんの場合，入院後の死亡率が6.4倍に増加するという報告[40]もあります．
　血行動態が安定している患者さんであっても，入院後に乳酸値が2.5 mmol/L以上上昇すると，24時間以内にショック状態に陥ると予想できる（感度90％，特異度84％）とする報告[41]があります．

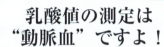

乳酸値の測定は"動脈血"ですよ！

　ときどき，筆者の勤務する施設でも，血液ガス検査（乳酸値も含む）を静脈血採血で実施しているのを見かけることがあります．もちろん，患者さんにとっては末梢静脈ルートを確保する際，一緒に採血すれば負担が少なくて済むというメリットがあるということは，重々承知しています．
　しかし，乳酸値はHb値と同じく，果たして"動脈でも静脈でも"同じ値なのでしょうか？
　報告[42]によれば，
・動脈血での乳酸値は，静脈血に比較して約0.25 mmol/L低い
・静脈血での乳酸値が"正常範囲内"であれば，動脈血でも正常範囲内である可能性が高い
・静脈血が正常範囲外であった場合の動脈血乳酸値は，推定困難である（一致率が低いため）

ということで，「この患者さんで乳酸値を測定しておこう」と考えた場合は，基本的に動脈血採血での値で判断すべきだと思います．

吐血の問診は簡潔に，下血の問診は丁寧に！

吐血の問診のポイント

　問診する際には，いつから，何をしていたときか，随伴症状として腹痛や最近の体重減少の有無などのポイントを押さえます．そして，吐血の色調や量を見ることができれば，出血源は上部なのか下部なのか，ある程度推測することが可能です．

　ただし，実際の症例の多くは現場で吐血・下血していることがほとんどです．ERに来てからも吐血・下血する場合もありますが，確認が困難な場合は，前でも述べたように救急隊からの情報聴取が重要となってきます（49ページ，表11参照）．

　吐血の色調についてですが，出血した血液が胃酸と接触する機会が十分にない場合は新鮮血の吐出となります．すなわち，食道（静脈瘤，癌，潰瘍などからの出血）または食道胃接合部近傍からの出血（Mallory-Weiss症候群）や，短時間の大量出血（胃静脈瘤やDieulafoy潰瘍*）などの場合には，"鮮紅色の吐血"となります．

　一方，通常の胃・十二指腸潰瘍，胃癌，急性胃粘膜病変の場合は，Hbが胃酸により酸化され，塩酸ヘマチン（ヘミン）に変化するため黒色となり，いわゆる"コーヒー様残渣"の吐血となることが多いです．

　ところで，若い先生方は"コーヒー様残渣"って，イメージ湧きますでしょうかね？　缶コーヒーやインスタント・コーヒーばかり飲んでいると，"コーヒー様残渣"という言葉も，なかなか理解しづらいかもしれませんね．自分でドリップコーヒー入れてみるとわかるのですけど．でも，昨今のペーパーフィルターは質がいいので，コーヒーカップのなかに"挽いたコーヒーの粉が落ち込む"こともなかなかないでしょうかね!?

下血の問診のポイント

　下血の色調・性状により，黒色便（タール便），鮮血便，粘血便に分けられます．

　黒色便は血液が長時間腸管内に停滞していたことを意味し，主として胃・十二指腸，ときに食道，空腸，回腸からの出血が考えられます．

　鮮血便は大腸下部からの出血で見られ，排泄される血液は鮮紅色を呈します．

　粘血便は大腸，直腸の炎症性疾患や腫瘍で見られ，病変はS状結腸，直腸が多いです．

　直腸，肛門からの出血の場合，排便前後の出血や糞便表面への血液付着が見られます．また，鉄剤を服用している場合も黒色便を認めるので，便の肉眼所見は医師自らが確認する姿勢が必要だと思います．

　随伴症状の聴取も重要で，吐血を伴っているのであれば上部消化管出血が考えられます．下痢を伴う下血の場合は，食事の内容や旅行歴も聴取しなければなりませ

---

*Dieulafoy（デュラフォイ）潰瘍：胃の微小な粘膜欠損部の粘膜下層にある太い動脈枝が破綻し，大量出血を来します．出血量が多いうえに病変が小さく発見しにくいため，治療に難渋することが多いです．

んね．

吐血・下血患者さんの"腹部診察"は
簡単でもよいと思います

腹部診察のポイント

"腹痛"を訴えている患者さんと比べて，どうしても吐血・下血を認める患者さんに対しての診察は「さほど丁寧にしていないな～」というのが，自身の普段の診療態度を振り返っての感想です．

吐血・下血症状を認める患者さんでは，どうしても"出血性ショック（循環の異常）"と"吐血による気道緊急（気道，呼吸の異常）"に移行してしまう懸念がつきまといます．

吐血・下血症状ともに，以下の項目くらいは速やかにチェックするようにしています．これくらいの項目はあっという間にチェックできますから．

- 眼瞼結膜での貧血の有無（「以前から症状があって，貧血になってるな，輸血必要かな？」）
- 眼球結膜で黄疸の有無（「肝臓悪そうだな～，静脈瘤かなあ？」）
- 腹部触診での圧痛の有無（「心窩部で痛がっているから，まあ潰瘍かなあ？」）

あと直腸指診も便の性状が確認できるのみでなく，直腸腫瘍，内痔核の診断などもできる場合があり，下血の患者さんに対して基本的に行うべき診察であるといえますね．

4. 来院後から最初の30分で実施すべきこと

ERに吐血または下血患者さんが搬送（または受診）されてから最初の30分までにすべきことは，目の前の患者さんに**緊急上部消化管内視鏡検査を実施すべきかどうかを救急医として決断すること**に尽きるといえます．これよりも早く決断できればなおよいことですが，"遅くとも30分までには決断"という意識を持って診療に当たる必要があると思います．

吐血・下血の患者さんをリスク層別化
（risk stratification）しましょう

消化管出血の患者さんの8割は自然と軽快していきますが，約15%の患者さんは出血が持続するため治療を要する状態になります[43]．そのため，ERで患者さんを"高リスク患者"と"低リスク患者"の2群に分けることが必要となります．おのおのの経過が異なりますし，当然ながら必要とされる対応は異なってきます．

高リスク患者とは，持続する出血のため内視鏡的止血術，輸血，外科的手術が必

要となり，死亡率が高いことが予想される患者さんの群です．低リスク患者とは，入院しての経過観察で大丈夫な例が多く，その後に悪化する可能性が低いと予想される患者さんの群です．

ショック状態に陥った，またはHctで6％低下するほどの出血を呈した消化管出血患者では死亡率が20～39％にのぼるとされます[44]．

上部消化管出血の患者では，鮮紅色の吐血，頻脈を呈する，Hb値が8 g/dL以下の場合，などが重症化する予測因子とされます[45]．

下部消化管出血の患者では，以下の7項目が重症化に関連するといわれています．

①頻脈（心拍数：100/分以上）
②血圧低下（収縮期血圧：115 mmHg以下）
③失神を呈した
④腹部触診で圧痛を認めない
⑤診察後4時間以内に再度下血を認めた
⑥アスピリン服用中である
⑦2つ以上の併存疾患を患っている

上記7項目のうち3項目以上が認められれば，重症化する割合が80％にのぼるとされます[46]．

Glasgow-Blatchfordスコアを利用しましょう

緊急で上部消化管内視鏡を必要とする患者さんの選別

吐血・下血の出血源精査において最も有用な検査は，緊急内視鏡検査であることに論を俟ちません．経験上，吐血や下血によりショック状態に陥った患者さんに，緊急内視鏡検査を実施することに迷いが生じることはほとんどありません．

実際に頭を悩ますのは，来院時バイタルサインが正常な患者で，果たして緊急内視鏡を施行すべきかどうかの判断を迫られるとき，といえます．臨床上大切なことは，来院時のバイタルサインが落ち着いている患者さんのなかで，どのような症例が重症化しやすいのかを予想し，適切に内視鏡施行医へコンサルトできることです．

そこで，急性上部消化管出血でのリスク評価に使用できるツール，**Glasgow-Blatchfordスコア**（表14）[47]を紹介したいと思います．

これは，来院時のバイタルサイン，ERで施行できる血液検査データの一部項目をスコア化したもので，スコアが高くなればなるほど緊急性・重症化リスクが高まるとされます．**スコア6点以上の患者では，約半数で輸血や入院加療が必要とされます**[47]．一見落ち着いているように見える患者さんでも，総スコアが高ければ速やかに内視鏡専門医へコンサルトすることが必要です．

本スコアは，あくまでも上部消化管出血を対象とするものですが，経験上，下部

消化管出血患者でも十分に応用できると思います．っていうか，ERで吐血・下血の患者さんの出血源が，上部消化管出血なのか下部消化管出血なのかなんてことは，絶対に断言できませんから（笑）．せいぜい予想することくらいです．

まあ，下部消化管出血の場合，下血を呈さずに"吐血のみ"の症状で来院するということは，ちょっと考えにくいのですけどね．でも，上部消化管出血の患者さんの場合は"下血のみ"の症状で来院することは十分にあり得ますよ！

同様のスコアにRockallスコアというものもありますが，リスクを層別化するためには内視鏡所見の結果を必要とするため，ERにおいてはほとんど助けになりません（笑）．Glasgow-Blatchfordスコアのほうが，より臨床的信頼度が高いとするものが多いようです．

ERで「この患者さん，緊急で内視鏡検査，必要かな？ 消化器の先生にコンサルトしたほうがいいのかな……」と悩んだときなど，Glasgow-Blatchfordスコアが0点であれば低リスクと判断でき，緊急内視鏡検査は必要ないとされます[48]．ここまでいい切っていいかどうか……筆者としては少し迷いますけど，あくまでもGlasgow-Blatchfordスコアに関わる人たちはそのようにいっています．お間違えなきように！（笑）．

救急医は，吐血・下血を呈している患者さんに対して，消化管内視鏡検査をどのタイミングで実施すべきか，消化器専門医にコンサルトできるようになる必要があります．

表14　Glasgow-Blatchfordスコア

来院時評価	ポイント
収縮期血圧	
100～109 mmHg	1
90～99 mmHg	2
<90 mmHg	3
血中尿素窒素	
≧18.2，＜22.4 mg/dL	2
≧22.4，＜28 mg/dL	3
≧28，＜70 mg/dL	4
≧70 mg/dL	6
ヘモグロビン値（男性）	
12.0～12.9 g/dL	1
10.0～11.9 g/dL	3
<10.0 g/dL	6
ヘモグロビン値（女性）	
10.0～11.9 g/dL	1
<10.0 g/dL	6
他のリスク因子	
脈拍>100回/分	1
血便	1
失神	2
肝疾患	2
心不全	2

（文献47より改変）

スコア6点以上の患者の約半数で輸血や入院加療が必要とされる
スコア0点であれば低リスクであり緊急内視鏡の必要性は低い

- 頻脈
- 血圧低下
- 新鮮血の吐血

上記3項目すべてを認めた場合は，来院から12時間以内に上部消化管内視鏡検査を実施することが死亡率の減少に寄与するといわれています[49]．

また，下血でも活動性の上部消化管出血の可能性は十分にあり得ます．下血患者で血行動態が不安定な場合，大腸内視鏡検査を実施する前に上部消化管内視鏡検査を実施するほうがよいとされています．

「○○の患者さんで，××と△△を認めます．すいませんが，緊急内視鏡検査お願いできませんでしょうか？　内視鏡前の検査はすでに提出済みです．よろしくお願いします！」といった風にコンサルトできるようになってほしいと思います．

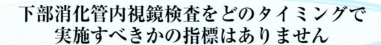

下部消化管内視鏡検査をどのタイミングで
実施すべきかの指標はありません

緊急下部消化管内視鏡検査を実施すべきかの決断

　大腸憩室から出血している患者さんでは，下部消化管内視鏡検査により止血処置も行え，再出血を防ぎ，手術実施を回避できるとする報告[50]もあり，一定の患者さんには有用であることは間違いありません．ただし，緊急で下部消化管内視鏡検査を実施するかどうかの決断は，上部消化管内視鏡検査とは違って，かなりハードルの高い決断だといえます．

　「わかりました！　緊急で，胃カメラやりましょう！」と，緊急上部内視鏡検査には元気ハツラツで対応してくれる消化器内科の先生も，こと緊急の大腸内視鏡検査になると「う〜〜ん，緊急となるとなかなか難しいっすね〜〜．患者さん，協力してくれますかね，前処置もできないですしね……」などと，歯切れが悪くなるのが普通です（笑）．

　やっぱり，上部消化管とは異なり，観察すべき腸管が長いですし（しかも大腸しか観察できません），時間がかかりますし，体位変換など患者さんの協力が必要ですし，重症下部消化管出血の患者さんであればあるほど，下部消化管内視鏡検査実施は困難となります．

　ちなみに，緊急で下部消化管内視鏡検査を実施すべき患者の条件，実施すべきタイミングはいつかについては，今までいくつかの無作為化比較試験が報告されています．

　まあいろいろとありますが，下部消化管内視鏡検査実施のタイミングは，ERでの初期評価から12〜60時間の範囲では，臨床的な有意差を認めなかったとする報告[51]が結論になるでしょうか．

　やはり，血行動態が不安定，下血がひど過ぎて視野確保が困難など，重症の患者さんにおいては，**下部消化管内視鏡検査実施よりも造影CT検査を実施するほうが妥当**なのだと思います．造影CT検査である程度の出血部位や疾患が想定できれば，血行動態を安定させた後で下部消化管内視鏡検査を実施すればよいのです．血行動態が安定化しなければ，外科的に開腹手術でしょう．

　造影CT検査以外の下部消化管出血源検査法として，緊急血管造影検査，核医学シンチグラフィ（標識赤血球スキャン）なども推奨されています[52]．

最初の血液検査でのHb値は参考程度にしましょう

🔹 血液検査評価のポイント

入院時の血液検査でHb値が10 g/dL以下の場合，死亡率が上昇する[40]といわれています．入院時点ですでに貧血が見られているということは，以前から反復性または持続性に消化管出血が起こっていると思われるからです．

ただし，入院時の血液検査で赤血球数，Hb値，Hct値が正常範囲内だからといって安心しないこと．当然ですね．外傷でもなんでもそうですが，出血したからといってすぐに検査値が低下するわけではありません．輸液するかまたは自身の組織間液が血管内に移行してはじめてHb値の低下というかたちで現れるのです．急性出血の場合は出血量を正確に反映していないので，その後の時間経過での減少率を見る必要があります．

🔹 BUN値（BUN/Cre比）の意義

上部消化管出血の患者さんの多くで血清BUN値が上昇する，と様々な書籍で記載されてきました．より詳しく述べている書籍では，血清BUN値とCre値との比（BUN/Cre比）を見ることで，上部消化管出血か下部消化管出血かを鑑別できると記載しているものも見かけます．Systematic reviewによれば，BUN/Cre比が30以上であった場合，93%の特異度で上部消化管出血だったという報告[45]があります．覚えていて"損"はないですね．

🔹 上部消化管内視鏡検査に先立つ経鼻胃管の挿入

経鼻胃管（naso-gastric tube）の挿入って，読者の先生方の施設では実施されているでしょうか？　筆者が勤務する施設では，最近は実施していませんね．ときに，吐血の患者さんで全身状態も比較的落ち着いており，血液検査でもさほど異常を認めない，直腸診でも便性状に消化管出血を疑わせる特段の所見を認めないなんて場合に，「本当に消化管出血しているのかなあ？」という疑問に対して，筆者も昔は実施したことはありますけど．

また緊急上部消化管内視鏡検査を実施する場合でも，少しでも視界をよくするために，事前に経鼻胃管を挿入して冷水で洗浄するなんてことが行われていたこともあるようです．"冷水による出血部位の血管収縮作用が期待できる"なんて記載された成書も，かつては存在していたように記憶しています．しかし，洗浄そのものが病状経過や予後に影響を与えるわけではありません．胃洗浄を行っても，ハイリスク消化管出血の15%程度は血液もしくはコーヒー様残渣を認めない[53]とされます．洗浄した結果が血液成分を認めないclearだったからといって，油断はできないということですね．

緊急輸血を実施すべきかどうか決断する！

 吐血または下血患者さんが搬送（または受診）されてから，最初の30分までに緊急消化管内視鏡検査実施の決断をすることと，**緊急輸血を実施するという決断は同じくらい重要**です．もちろん，これよりも早く決断できればなおよいことですが，"遅くとも30分までには決断する"という意識を持って診療に当たる必要があると思います．

焦らないこと！ 急性の上部消化管出血ではHb値7 g/dLあればOK！

 原因が何であるにしろ大量出血している患者さんでは，早急に赤血球が補充されなければ組織への酸素運搬量が減少してしまい，臓器虚血から臓器機能不全へと急激に進行してしまいます．しかし一方で，"活動性出血のない"患者への輸血実施には，"輸血すること自体の様々なリスク"があることも承知しておく必要があります．

 もともと，TRICC trial[54]というICUでの輸血戦略の指標となる"歴史的に"画期的な研究がありました．これは疾患背景を問わずICUに入室した患者に対して，"制限輸血群（Hb値≦7 g/dLとなったときに輸血実施）"と"積極輸血群（Hb値≦10 g/dLとなったときに輸血実施）"とで院内死亡率を比較したところ，55歳未満かつ重症度が低い患者では制限輸血群で死亡率が有意に低下していましたが，重大な心疾患が背景にある患者では積極輸血群のほうが院内死亡率を改善させたとするものです．

 この結果，やはり高齢者や重症患者，心疾患を合併している患者では"輸血を待つべきではない"という積極的輸血実施の考え方が広まってきたように思います．

 ところが，2013年に発表された研究[55]では，TRICC trialとは異なる結果が示されました．原因にかかわらず，輸血を必要とした患者を対象としたTRICC trialとは異なり，この研究では"急性の上部消化管出血患者"を対象とし，目標Hb値を7 g/dLに設定して制限輸血をした群と，目標値を9 g/dLに設定して輸血実施した群とで比較して，**目標値7 g/dLのほうが6週間後の生存率が高かった**とするもので，活動性の消化管出血を呈する患者への輸血戦略エビデンスを確立したものとなりました．

 血行動態が安定している上部消化管出血の患者でも，**冠動脈疾患の既往がない場合，赤血球輸血で目標とするHb値は7 g/dLが推奨される**とする報告もあります[49]．

 このような制限輸血を実施しなかった群で経過が悪かった要因として，積極的な

輸血実施により門脈圧が上昇して，さらなる消化管出血を来した可能性が指摘されています．

急性発症の上部消化管出血患者さんには，制限輸血（Hb値：7 g/dLを目標）が望ましいことを念頭に置くとよいでしょう．

一方で，急性発症の下部消化管出血患者においては，このような明確な輸血指標は今のところありません．患者さんの血行動態，感染症のリスク，凝固障害の程度，その他の輸血による副作用などを検討しながら，患者さんに見合った輸血実施が求められます．ただ個人的には，単に消化管出血部位が上部か下部かで輸血戦略が大きく変わるということはないのでは，と思っています．輸血を実施することで門脈圧が上昇すれば，同じく下部消化管出血も助長されるのでは？――なんて思ってしまいますよね．

◆ 緊急上部消化管内視鏡を実施する前の凝固障害の補正

さて，あなたは目の前の患者さんに，緊急上部消化管内視鏡検査を実施すると決断しました．ただ，患者さんが「アスピリンを内服している」とか「ワルファリン内服中だった」なんてことは，臨床現場では珍しくありません．

さて，どうしたものでしょうか？　せっかくERに来てくれた消化器内科の先生が，「内視鏡やりたいんですけど，ワルファリン飲んでますねえ．大丈夫かなぁ～？」なんて迷うことがあります．筆者もときに迷います．もちろん，患者さんの状態を併せたcase by caseでの判断としかいいようがありません．でも，それいい始めると，何でも"case by case"で結論づけざるを得ませんが……．それでも一応，救急医としての心構えをお示ししておきます．

凝固障害の補正のために，緊急消化管内視鏡検査を遅らせるべきではありません！

はい，これが結論です（笑）．

静脈瘤性でない上部消化管出血患者の凝固補正に関する臨床データは少なく，意見は分かれています．ワルファリンを内服している患者さんで，PT-INR（prothrombin time-international normalized ratio）値がいくつ以上であったらリバースかけるべきかについては，研究によって様々ですが，一般的に内視鏡実施の前に治療域以上に延長したPT-INR値を補正することが推奨されているようです[56]．

【ワルファリンの治療域って？】
日本循環器学会のガイドライン[57]によるワルファリン投与におけるPT-INR値の目標値
　・70歳未満では2.0〜3.0
　・70歳以上では1.6〜2.6
　　　　　　　　出典：『心房細動治療（薬物）ガイドライン（2013年改訂版）』

抗血小板薬と同様に，ワルファリンに代表される抗凝固薬を内服している患者さんも，当然，消化管出血のリスクが増加します．

　救急医は，抗凝固薬内服中の患者さんが活動性の消化管出血を呈していると判断した場合，抗凝固薬の作用をリバースさせるべきかどうかの決断を迫られます．

　ワルファリンに代表されるビタミン K 拮抗薬を服用している患者さんにおける活動性の消化管出血では，ビタミン K の静脈内投与を考慮します．ただし，**ビタミン K を投与しても，完全にワルファリンの作用を拮抗できるまでには 12 時間程度を要する**ことを知っておく必要があります．

　では，急速にリバースする必要に迫られた場合は——そう，現状では新鮮凍結血漿（FFP）の投与ですね．活動性の消化管出血であっても，血行動態が安定している場合は，ビタミン K の静脈内投与のみでも対応できると思います．

　余談ですが，吐血や下血といった症状は呈していないけど上腹部痛，貧血，BUN 値上昇といった消化管出血を示唆する所見を認める患者さんで，ワルファリンを内服していて入院時の PT-INR 値≧5 であったら——，経口でビタミン K 製剤を内服してもらうのがよいかと思います．

　あと最近，内服している患者さんが増えてきている新規経口抗凝固薬（NOAC；ダビガトランエテキシラートメタンスルホン酸塩：プラザキサ® や，リバーロキサバン：イグザレルト®）についてですが，急性消化管出血を呈している患者さんで，どのように作用を拮抗させるか推奨されているものはまだありません．

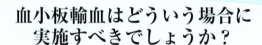

血小板輸血はどういう場合に実施すべきでしょうか？

　最近の患者さんは，アスピリンに代表される抗血小板薬を普段から内服していることが多いですね．当施設を受診・搬送される高齢者の患者さんでは，何がしかの抗血小板薬を内服していることがほんと多いです．アスピリンに代表される抗血小板薬を内服している場合，消化管出血のリスクが増加します．

　しかしながら，活動性の消化管出血に対して血小板輸血の有効性がどれほどかいまだ明確になっていないのが現状です．したがって，Hb 値とは異なり，目標とすべき血小板数を示した臨床報告例もありません．一応，**血小板数値 5 万/μL を目安**[58]として，個々の患者ごとに血小板輸血実施を検討するのがよいのでは，と提言されているレベルですね．

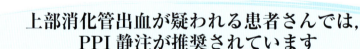

上部消化管出血が疑われる患者さんでは，PPI 静注が推奨されています

◆ PPI か H₂ ブロッカーか

　上部消化管内視鏡検査実施の前に，プロトンポンプ阻害薬（PPI）を静注（現在

日本国内では，オメプラゾール 1 回 20 mg の 1 日 2 回投与が認められています）しておくと，内視鏡実施中の再出血リスクが減るとされています．消化性潰瘍による上部消化管出血では，PPI 投与により再出血率を減らして外科的手術を回避できる可能性が高まるとされます．ただし，死亡率や再出血率を低下させるわけではありません[59]．

以下のような報告もされています．
- H_2 受容体拮抗薬（H_2 ブロッカー）静脈内投与の効果はほとんどない，もしくは臨床的にわずかなベネフィットしかないため使用は推奨されない[60]．

患者さんの腎機能にかかわらず投与できることから，現状では PPI 投与のほうが H_2 ブロッカーよりもよいかな，と思います．

静脈瘤からの出血が疑われる場合は抗菌薬投与したほうがよいでしょう

緊急上部消化管内視鏡を実施する前の抗菌薬投与

食道または胃静脈瘤から出血した患者さん（当然，進行した肝硬変を合併していることがほとんど）は，特発性細菌性腹膜炎や細菌性腹膜炎を含む細菌感染の高リスク者です．細菌感染を併発した場合，静脈瘤からの再出血リスクを高め，死亡率を増加させます．

最近のガイドラインでは，緊急消化管内視鏡実施前にグラム陰性菌をカバーした抗菌薬を，入院時から計 7 日間投与することを推奨しています[61]．

推奨されている抗菌薬投与は，経口摂取困難（消化管出血ですから当然です）な場合，下記のとおりとなっています．
- シプロフロキサシン（シプロキサン® など）　300 mg 1 日 2 回投与
- セフトリアキソン（ロセフィン® など）　1 g/日（ニューキノロン系に高い耐性を示すことが予想される場合）

5. 来院後から最初の 45 分で実施すべきこと

おおまかな鑑別診断のポイント

成書でよく見る鑑別疾患の表．それ全部覚えるのなんて，あまり現実的ではありませんよね．ましてや，筆者のような年齢になればなるほど……（笑）．といって，次から次へと患者さんが舞い込む ER で，成書を参照しながら治療するなんて，まったく「アリエマセーン！」

そしてですね，こんなこといってしまっては身も蓋もないのですけど（笑）——，あえていってしまえば，吐血・下血患者さんにおいて，鑑別診断しようとしまいと，ER で救急医が実施すべきことにはさほど大きな影響を与えないのでは——と自身の経験から思っています．

救急医として実施すべきことは，先の「4．来院してから最初の 30 分で実施すべ

きこと」で述べたとおり，以下の2つに集約できるのではと思います．当然，バイタルサインの安定化は大前提ですよ．
- **緊急内視鏡検査を実施すべきかどうか決断**する
- **緊急輸血を実施するかどうか決断**する

ですので，筆者は以下のような順番（重みづけ）で常日頃から"おおまかな鑑別診断"をするようにしています．

その吐血はどこから来ているでしょう？

吐血の鑑別診断

吐血を来す代表的疾患は，なんといっても胃・十二指腸潰瘍と食道（または胃）の静脈瘤破裂ですね．

①胃・十二指腸潰瘍

上部消化管出血の原因として約7割弱を占め，最も頻度が高いものといえます[62]．

潰瘍底からの動脈性出血の場合は大量出血となり，ショックや気道緊急を来し得ますので，要注意です．消化性潰瘍のリスク因子としては以下が代表的ですので，問診で確認することが必要です．

- *Helicobactor pylori* 感染
- NSAIDs の内服
- 抗血小板薬の内服
- 抗凝固薬の内服

さらに最近では，抗うつ薬として広く使用されている選択的セロトニン再取り込み阻害薬（SSRIs）と上部消化管出血との関連性がいわれ始めています．SSRIs を内服している人では，上部消化管出血発症のリスクが2倍に上がるとする報告[63]もあります．ですから，SSRIs も今後は問診のポイントに含めておいたほうがよいかも，ですね．

Dieulafoy（デュラフォイ）潰瘍（58ページ欄外参照）も対応は同じです．

②食道・胃静脈瘤

問診により，肝疾患，アルコール多飲歴などを確認します．大量出血例が多く自然止血されにくいため，急変する可能性が高いことを肝に銘じましょう．

すでに肝硬変と診断されている患者さんでは，経過が良好であっても約30％，コントロール不良では約60％に食道または胃静脈瘤が存在するといわれています．静脈瘤からの出血は止血がなかなか難しく，致死性の病態であるといえます．しかしそれでも，医療の進歩により1980年では43％であった死亡率は，2000年には15％にまで減少しています．

③Mallory-Weiss 症候群

飲酒時などに頻回の嘔吐に続発して発症します．自然止血例もありますが，大量出血を来し内視鏡的止血，緊急手術を要する場合もあります．

④消化管術後の吻合部出血

　器械吻合の際に腸管の血管を巻き込んだとき，または縫合不全や膵液瘻から吐血を来すことがあります．術後，数日経って，経口摂取を始める頃の時期に出血することが多いとされます．

吐血＝消化管出血でしょうか？

　吐血（hematemesis）とは，血液あるいは血液混入物を口から吐き出すことであり，一般に上部消化管出血，すなわち食道，胃，十二指腸からの出血時に認められることが多いです．ただし，吐血だからといって，必ずしも**消化管からの出血とは限りません！**　胸腹部大動脈瘤の穿破や胆道系疾患も稀ながら吐血の原因となり得ますし，そもそも"喀血"や"鼻出血"が吐血症状として認識される場合もあり得ますので，注意が必要です．

　喀血は，気管-肺から出血した血液が喀出されたものですから，咳とともに「痰に少し混じる」ものから，大量の鮮血を喀出するものまであります．鼻出血も，少しずつ出血したものを飲み込むと，吐血する場合がありますね．

　いずれも，出血部位が異なるとともに以後の対応も当然変わってきますので，しっかりと鑑別する必要があるわけですけど．

　吐血した際の状況や随伴症状をしっかりと問診することで，ある程度は鑑別が可能ですが，それでも「あれ，なにか変だな」と思う節があれば，鼻出血なら顔面CT（鼻腔の状況），喀血なら胸部CT（喀血の原因となる出血部位）を撮影することで出血源が判明することもあります．

　もっといえば，吐血患者さんにおいて腹部CTで"胃泡内にCT値の高い（電子画像データならCT値を測定できます）液体貯留"を認めれば，出血源は上部消化管だろうと十分予測できますので，出血源が不明で心配ならば，全身CTスキャン撮影しておこうという考え方も悪くはありませんよ（笑）．

　その他に，稀ですが"吐血"という症状で発症し得る致死的疾患がありますので，紹介します．ただ，これも全身CTスキャンを撮影することでわかると思います．

◇大動脈瘤破裂の消化管への"穿通"

　胸部や腹部の大動脈瘤が，食道および上部消化管に瘻を作り，突然の吐血として発症することがあります．これは，吐血症状（一緒に下血している場合もあります）にショック状態がほぼ必ず合併していますので，救急医として一生懸命対応するわけですが，"以前から大動脈瘤が指摘されている"などの事前情報がなければ前もって予想することは極めて困難です．

　繰り返します．吐血・下血症状でちょっと心配な場合は，"全身CT撮影"で悪くありませんよ．最初は単純CTだっていいんですから！　「あれっ，ひょっとして胃潰瘍じゃなくって，大動脈瘤？　まずい，心臓外科医にコンサルトしよう！」って

思えるだけでもいいと思うのです．
「吐血で来た患者さんですが，てっきり消化管出血だと思って準備していたのですけど，なんだか少し様子がおかしいので，一応 CT 撮ってみたんです．そしたら，胃だか十二指腸だかよくわかんないんですけど，そこらへんに近接して大動脈瘤があるんですよね．もちろん，それが原因かどうかはまだわかんないんですけど……．
　ああ，そうですね．わかりました，造影 CT 撮ってみます．それでまたコンサルトしてもよいでしょうか？」
　これでいいじゃないですか．心臓外科の先生がいうとおり，必要ならば造影 CT を追加撮影すればいいだけです．

その下血はどこから来ているでしょう？

下血の鑑別疾患

　下血症状のみの患者さんは，吐血症状（または吐血症状も合併している）の患者さんのように，バイタルサインが急激に悪化するということはさほどありません．
　それは，上部消化管出血が原因であっても吐血を来すほどの活動性出血ではないと推定されること，または下部消化管出血が原因であると推定されること，以上 2 つの理由によるものです．
　上部消化管出血患者と比較して，下部消化管出血患者ではショックになることは少なく，輸血量も少なく，また Hb 値の低下も少ない[64]とされます．急性下部消化管出血患者の死亡率は 2〜4％であり，80〜85％の患者では特段の処置をしなくても自然止血するとされます[64]．
　ですので，比較的落ち着いて対応してよいと思います．ただ，吐血と同じく詳細な鑑別診断に時間を費やさないことです．
　下血症状の患者さんは，吐血症状の患者さんとは違って，"上部消化管内視鏡検査をすれば白黒はっきりする" ことは多くありません．
　ですので，まずは以下のことがしっかりとできれば OK だと思います．

> ● バイタルサインを安定化させる（安定していることを確認する）
> ● 上部消化管出血を否定する必要がある場合に，上部消化管内視鏡検査を実施する
>   （表 14 の Glasgow-Blatchford スコアも応用）
> ● 造影剤使用に禁忌事項がなければ，体幹部造影 CT 検査を実施する
> ● 入院させて経過観察する（消化器専門医にコンサルトする）

　ER においては十分な対応だと思います．ただ，まあ〜大まかな鑑別診断くらいはつけときましょうよ（笑）．それぞれの症状の違いを理解しておけば，今後どういう精査が必要になるか，ある程度見通しが立ちますから．
　ただし，繰り返しますが，**鑑別診断は "ゆる〜く"** です．あえて，"ゆる〜く" な

のですから，決して誤解のないように！ どうしてって，一点買い（"競馬"に喩えるのは下品ですが）に突っ走ると，外したときのrecoveryはなかなか大変なんです．

①上部消化管出血
　胃・十二指腸潰瘍をはじめとする吐血の原因疾患は，下血の原因となり得ます．

②大腸憩室症
　腹痛を伴わない突然の下血では，多くは自然止血しますが，間欠的に反復することもあります．炎症を合併すれば腹痛，発熱を伴います．憩室出血の80％は自然止血するとされ，再出血率は4年で25％程度です[65]．

③大腸癌
　中高年で無痛性の血便が見られた場合は，まずこれを疑わなければなりません．便通異常，機械的イレウスを伴うことが少なくありません．

④虚血性大腸炎
　高齢者に好発し，便秘が先行して腹痛，血性下痢が見られることが多いです．血管の解剖学的分布により，左側結腸に多く見られる傾向があります．ほとんどの場合，保存的治療により軽快しますが，瘢痕狭窄を来した場合は手術を考慮する必要があります．

⑤潰瘍性大腸炎
　若年者に発症して，持続性，反復性の下血，粘血便を認め，炎症が強い場合は腹痛も伴います．

⑥薬剤性腸炎（抗菌薬関連腸炎）
　抗菌薬投与による腸内細菌叢の変化により生じる腸炎で，腹痛，発熱を伴います．急性出血性腸炎と偽膜性腸炎に大きく分けられますが，前者は血性下痢が主症状で，薬剤中止により軽快することが多いです．

　一方，後者は水様下痢から粘血便で，内視鏡検査で直腸を含む大腸粘膜に多数の黄白色米粒を貼り付けたような偽膜形成が特徴的で，便培養から*Clostridium difficile*が検出されることが多いです．

下血＝消化管出血でしょうか？

　下血とは，血液が肛門から排泄されることですが，便潜血とは異なり，肉眼的に出血が判明するもので，上部消化管，下部消化管のいずれが出血源の場合であっても起こり得ます．

　一般的に上部消化管からの出血で，胃酸や消化液に接してきた場合は，いわゆる"タール便（tarry stool）"となり，大腸からの出血で消化液による変化をあまり受けていない場合には，"黒褐色〜暗赤色便（melena）"となります．下部消化管のなかでも，肛門部近傍のS状結腸や直腸からの出血では鮮紅色となることが多いですね．下血も吐血と同様に，血管疾患や胆道系疾患でも出血源となり得ますので，注

意が必要です．
　以下に，稀ではありますが下血症状を来すその他の疾患を紹介します．

◇**大動脈消化管瘻**
　腹部大動脈瘤自体が腸管に癒着し穿通してしまう場合や，腹部大動脈瘤の人工血管置換術後に人工血管と癒着腸管との間に瘻ができ，大量の下血を来すことがあります．

◇**Meckel 憩室**
　回腸に見られる卵黄腸管の遺残で，憩室内に迷入した胃粘膜が分泌する胃酸により消化性潰瘍が生じ，出血源となります．

検尿用テーステープで便潜血の有無をチェックすることは妥当でしょうか？

　ダメに決まっているでしょう！（笑）
　筆者が勤務する施設でも，ときに，患者の嘔吐物や排便に"検尿用"テーステープを擦りつけて，血液混入の有無をチェックしようとしている研修医を見かけることがあります．そもそもこれは目的外使用であり，このような方法を用いるべきではありません．結果の信ぴょう性も疑わしいものです．
　便潜血検査は，ヒト Hb にしか反応しない試薬を使って検査します．尿潜血試験紙は，Hb が持つ『酸化反応』を検出する検査です．白血球や細菌などが持つ酵素も酸化反応を起こすため，多量な白血球や細菌が存在するとき，Hb がなくても陽性となります．便のなかには腸内細菌がたくさんいますので，陽性化します．また，動物由来の Hb（食肉）や鉄分も酸化反応を起こしますので，当然陽性化します．
　よって，便潜血検査を尿潜血試験紙で代用することはできませんので，悪しからず．

6. 来院後から最初の 1 時間までに決定すべきこと

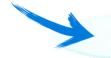
入院させるべき患者さんですか？
帰宅させてよい患者さんですか？

　吐血・下血症状の患者さんを入院させるか，帰宅させてよいかかどうか，ER での基本的な考え方は Mission 0 で述べたとおりです．繰り返しになりますが，記載します．

> ①自覚症状が改善している（ただし，原因が不明であるにもかかわらず，塩酸ペンタゾシンなどの鎮痛効果の高い薬剤使用により，"一時的に"鎮痛が得られていることを含むものではありません）
> ②血液検査で特記すべき異常所見がないこと
> ③画像検査（12誘導心電図を含む）で特記すべき異常所見がないこと
> ④症状の原因が特定でき，"入院の必要性が低いもの"と明確に判断できること

上記の条件に合致すれば"帰宅"と判断してよいでしょう．ただし，吐血・下血症状で来院した患者さんに応用しづらい点は，
①来院してから吐血・下血を認めない患者さんがそこそこいます（血圧低下などのため，一時的に出血の勢いが止まるからでしょうか⁉）
②吐血や下血の原因を特定するには，消化管内視鏡検査をもってわかることがほとんどです（こればっかりは，造影CT検査でもわからない場合が多いと思います）
そこでやっぱり，こういうことになります．

患者さんを帰宅させることに
不安を感じたときには，"入院"させましょう

これこそが，**ERにおける究極の"セーフティー・マネージメント"**といえます．
一応，帰宅させてよいかの目安となる臨床研究報告をひとつ．

急性上部消化管出血患者676人を対象に検討，そのうちGlasgow-Blatchfordスコアが0点であった105人は治療介入の必要性が低く，さらに"以下の所見"を満たす場合には，消化管内視鏡検査を実施せずにERから安全に帰宅させることができた[48]そうです．

> ● 血清BUN値　＜18.2 mg/dL
> ● 血液中Hb値　＞13.0 g/dL（男性），＞12.0 g/dL（女性）
> ● 収取期血圧　＞100 mmHg
> ● 心拍数　＜100/min
> ● 下血症状を認めていない
> ● 失神症状を認めていない
> ● 心不全や肝疾患を合併していない

そりゃあ，これだけの所見を満足すれば「軽症だな」とは十分に思えますよね．でもですねえ，本当に内視鏡やらずに帰宅させていいのかなあ，と自分自身には問いかけてますけど（笑）．

参考文献

38) American College of Surgeons Committee on Trauma：Trauma Evalution and Management：Program for Medical Students. American College of Surgeons, Chicago, 1999.
39) El-Kersh K, Chaddha U, Siddhartha R, et al. Predictive role of admission lactate level in critically ill patients with acute upper gastrointestinal bleeding. *J Emerg Med*. 2015, **49**（3）：318-325.
40) Shah A, Chisolm-Straker M, Alexander A, et al. Prognostic use of lactate to predict inpatient mortality in acute gastrointestinal hemorrhage. *Am J Emerg Med*. 2014, **32**：752-755.
41) Ko BS, Kim WY, Ryoo SM, et al. Predicting the occurrence of hypotension in stable patients with non-variceal upper gastrointestinal bleeding：point-of-care lactate testing. *Crit Care Med*. 2015, **43**（11）：2409-2415.
42) Bloom BM, Grundlingh J, Bestwick JP, et al. The role of venous blood gas in the emergency department：a systematic review and meta-analysis. *Eur J Emerg Med*. 2014, **21**（2）：81-88.
43) Peura DA, Lanza FL, Gostout CJ, et al. The American College of Gastroenterology bleeding registry：preliminary findings. *Am J Gastroenterol*. 1997, **92**（6）：924-928.
44) Hussain H, Lapin S, Cappell MS. Clinical scoring systems for determining the prognosis of gastrointestinal bleeding. *Gastroenterol Clin North Am*. 2000, **29**（2）：445-464.
45) Srygley FD, Gerardo CJ, Tran T, et al. Does this patient have a severe upper gastrointestinal bleed? *JAMA*. 2012, **307**（10）：1072-1079.
46) Strate L, Ayanian J, Kotler G, et al. Risk factors for mortality in lower intestinal bleeding. *Clin Gastroenterol Hepatol*. 2008, **6**（9）：1004-1010.
47) Blatchford O, Murray WR, Blatchford M. A risk score to predict need for treatment for upper-gastrointestinal haemorrhage. *Lancet*. 2000, **356**（9238）：1318-1321.
48) Stanley AJ, Ashley D, Dalton HR, et al. Outpatient management of patients with low-risk upper-gastrointestinal haemorrhage：multicentre validation and prospective evaluation. *Lancet*. 2009, **373**（9657）：42-47.
49) Laine L, Jensen DM. Management of patients with ulcer bleeding. *Am J Gastroenterol*. 2012, **107**（3）：345-360.
50) Jensen DM, Machicado GA. Diagnosis and treatment of severe hematochezia. The role of urgent colonoscopy after purge. *Gastroenterology*. 1988, **95**（6）：1569-1574.
51) Laine L, Shah A. Randomized trial of urgent vs. elective colonoscopy in patients hospitalized with lower GI bleeding. *Am J Gastroenterol*. 2010, **105**（12）：2636-2641.
52) Rockey DC. Lower gastrointestinal bleeding. *Gastroenterology*. 2006, **130**（1）：165-171.
53) Aljebreen AM, Fallone CA, Barkun AN. Nasogastric aspirate predicts high-risk endoscopic lesions in patients with acute upper-GI bleeding. *Gastrointest Endosc*. 2004, **59**（2）：172-178.
54) Hébert PC, Wells G, Blajchman MA, et al. A multicenter, randomized, controlled clinical trial of transfusion requirements in critical care. Transfusion Requirements in Critical Care Investigators, the Canadian Critical Care Trials Group. *N Engl J Med*. 1999, **340**（6）：409-417.
55) Villanueva C, Colomo A, Bosch A, et al. Transfusion strategies for acute upper gastrointestinal bleeding. *N Engl J Med*. 2013, **368**（1）：11-21.
56) Barkun A, Bardou M, Marshall JK, et al. Consensus recommendation for managing patients with non-variceal upper gastrointestinal bleeding. *Ann Intern Med*. 2003, **139**（10）：843-857.
57) 日本循環器学会，他．心房細動治療（薬物）ガイドライン（2013年改訂版）．2014．http://www.j-circ.or.jp/guideline/pdf/JCS2013_inoue_h.pdf
58) Razzaghi A, Barkun AN. Platelet transfusion threshold in patients with upper gastrointestinal bleeding：a systematic review. *J Clin Gastroenterol*. 2012, **46**（6）：482-486.
59) Lau JY, Leung WK, Wu JC, et al. Omeprazole before endoscopy in patients with gastrointestinal bleed-

ing. *N Engl J Med*. 2007, **356**（16）： 1631-1640.
60) Levine JE, Leontiadis GI, Sharma VK, *et al*. Meta-analysis： the efficacy of intravenous H2-receptor antagonists in bleeding peptic ulcer. *Aliment Pharmacol Ther*. 2002, **16**（6）： 1137-1142.
61) Garcia-Tsao G, Sanyal AJ, Grace ND, *et al*. Prevention and management of gastroesophageal varices and variceal hemorrhage in cirrhosis. *Am J Gastroenterol*. 2007, **102**（9）： 2086-2102.
62) Khamaysi I, Gralnek IM. Acute upper gastrointestinal bleeding（UGIB）- initial evaluation and management. *Best Pract Res Clin Gastroenterol*. 2013, **27**（5）： 633-638.
63) Jiang HY, Chen HZ, Hu X, *et al*. Use of selective serotonin reuptake inhibitors and risk of upper gastrointestinal bleeding： a systematic review and meta-analysis. *Clin Gastroenterol Hepatol*. 2015, **13**（1）： 42-50.
64) Farrell JJ, Friedman LS. Review article： the management of lower gastrointestinal bleeding. *Aliment Pharmacol Ther*. 2005, **21**（11）： 1281-1298.
65) Longstreth GF. Epidemiology and outcome of patients hospitalized with acute lower gastrointestinal hemorrhage： a population-based study. *Am J Gastroenterol*. 1997, **92**（3）： 419-424.

Mission 3 嘔吐患者に対応せよ！

- ★ **嘔吐症状 ≠ 消化器疾患**
  腹痛や吐血とは異なり，消化器疾患でなくても嘔吐はしばしば起こり得る．嘔吐症状だからといって，決して消化器疾患と決めつけない．
- ★ **特徴的な随伴症状を探す**
  "嘔気・嘔吐"だけを訴えることは少ない．"頭痛と嘔吐"，"腹痛と嘔吐"，"めまいと嘔吐"など，原因疾患の推定に有用な随伴症状を積極的に聞き出す．
- ★ **ERでは，"見逃してはいけない"患者さんを帰宅させない**

1. 患者が来院するまでにしておくべきこと

Golden hour の支配を成功させるための事前準備

患者さんが自施設のかかりつけであれば，カルテで事前情報の確認をしておきましょう

　かかりつけではなくとも，他医療機関に通院しているかどうかなど，確認できるとよいですね．

◇**消化器系疾患で通院**
　嘔吐症状は，消化器疾患のみで起こるものではありません．そうはいっても，嘔吐症状の原因の70％が消化器疾患であることもまた事実です．ただし，腹痛を伴わない嘔吐の場合は要注意ですよ．

◇**循環器系疾患で通院**
　胸痛を訴えられずに，嘔吐症状でグッタリしている状況を発見された，なんてこともあり得ます．心房細動で抗凝固薬（ワルファリン，ダビガトランなどの新規経口抗凝固薬）を内服しているということはありませんか？

◇**脳血管疾患で通院**
　消化器疾患ではないのに嘔吐症状を来し，かつ"決して見逃して（帰宅させて）

はならない"ものの代表が脳内疾患（特に脳血管疾患）だと思います．

◇**糖尿病などの代謝性疾患で通院**

　糖尿病性ケトアシドーシスが代表的でしょうか？　でも，他にも様々な代謝性疾患で嘔吐症状を来すものがありますよ．

◇**精神疾患で通院**

　精神症状の一環として，嘔吐症状を来す場合もありますね．

　そして！　何といってもやはり，何か"薬物・毒物"を服用していないかという思いで，情報確認する必要がありますね．

❖ "心構え"としての事前シミュレーション

　ほぼ毎章，同じことを書いています．

　いかなる患者さんにおいてもそうだと思いますが，これから来院する患者さんは，「当初の予想とは違って重症かもしれない」，「来院時に落ち着いていたとしても，いつ急変するかもしれない」，そうした良い意味での悲観的考え方をいつでもしておくことが必要ではないかと思います．

　ただし，単なる悲観的予測のみにとどまらないこと．それでは，本当に文字どおりの悲観的考え方になってしまいますから．

「重症だった場合には，このように対応しよう」

「糖尿病で通院しているらしい．来院したら，まず血糖チェックで血糖値異常を除外しとこう」

「意識障害があったら，すぐに頭部 CT 撮っておいたほうがよいかな．でも，それだけじゃわかんないかも．結局，全身 CT 撮ることになるのかな？　だったら，もう全身 CT 検査のオーダー入れておこう」

「でも，体幹部は造影しといたほうがよいかもしれないな．だったら，早めに腎機能がわかったほうがよいな．来たらすぐに末梢静脈ルートを確保することになるから，同時に採血して血液検査も提出できるな．じゃあ，血液検査のオーダーもしておこう」

といった，頭のなかでの**シミュレーションを事前にしておく**ことが，いざというときの速やかな対応につながります．これこそが，「ER での時間を支配する」コンセプトの基本だと思うのです．

　それでも，実際の ER 現場では事前のシミュレーションどおりには，なかなか事が運んでくれません．

　そんなときでも随時，事前のシミュレーションでの時間軸ごとの行動達成計画と比べて，どこが違っているか，どこが遅れているかを認識できれば，大胆に行動・対応の順番を変えてみる，自分自身で対応できる範囲を超えていると判断できれば，応援を依頼するといった解決方針が浮かびますよね．

　それがわかっていないと，患者さんが ER に到着してからどんどん時間が進んでいるにもかかわらず，対応や治療が滞るという，決して ER で起こってはいけない状況へと陥ることになります．

> 事前シミュレーションとのずれが生じたら，
> 速やかに計画修正しましょう

　例えば，実際の診療中にこんなことってよくありますよね．そんなとき，読者の先生方はどうしていますか？

「なかなか末梢静脈ルートが確保できない」
- ➡ 至急で点滴が必要な患者さんなら，点滴ルート確保が上手な医師に応援依頼する
- ➡ 状態が安定している患者さんなら，画像検索を前倒しして先にCT撮影してみる

　上記のように柔軟に対応できることが，**"ERでの時間を支配する"** ということだと思います．事前のシミュレーションに沿って診療できれば，それに越したことはないわけですが，事前シミュレーションどおりに進めることばかりに固執してしまうようでは，結果的に時間支配から遠く離れてしまうことになります．

「CTスキャンを撮影しようと考えたが，CT撮影室が待機患者さんで混んでいてすぐに撮影できない」
- ➡ その待ち時間を利用して，再度，丁寧な問診や身体診察ができますよね．
- ➡ もし目の前の患者さんが"早めにCT撮影されるべき"患者さんだと考えるならば，放射線技師さんに「すいませんが，こっちの患者さんを先に撮影してくれませんか？　状態が悪くて早めに撮影してほしいです」と真正面からお願いしてみましょう．

　これらは，自分の患者さんの診療を早めに切り上げるため（自分のため）ではなく，時間軸での診療計画を立てたからこそ気づける"診療の遅れ"を防ぐため（患者さんのため）の行為だと思うのです．ですから，目の前の患者さんのために，CTの順番を前倒ししてもらうことをいとわないようにしましょう．決して，依頼した順番ではありません．これこそが**適切なトリアージ**ではないかと思うのです．

2. 来院後から最初の5分で実施すべきこと

　嘔吐症状を訴える患者さんに限らず，いかなる患者さんでもアプローチする際には，まず何よりもバイタルサインが安定しているかどうかの確認が重要ですね．バイタルサインが安定していると判断できれば，少し落ち着いて次のステップに進めばよいと思います．

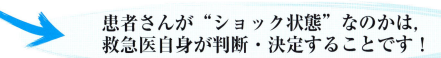

患者さんが"ショック状態"なのかは，救急医自身が判断・決定することです！

　救急医は，目の前の患者さんが"ショック状態かどうかを判断する"のが仕事であり，"血圧が低下しているかどうかを判断する"のが仕事なのではありません．血圧が低下しているかどうかは，"判断する"のではなく**"確認する"**事項です．誤解を恐れずいえば，血圧低下の確認は，誰にでも（機械でも）できます．

　救急医にとってはショック状態を改善させることが蘇生（治療）目標であり，収縮期血圧の値を上昇させることではありません．それは，単に一時的に血行動態（血圧の値だけ）を改善させるということでしかないのですから．そもそも，それを「改善」といってよいのかという疑問すら湧いてきます．

　永年，救急医としてやってきた筆者は，目の前の患者さんがショック状態に陥っていると判断した場合，突き詰めれば，以下の2つの行動原理に従って対応しています．

---

①体内の循環血漿量（血液）が実質的・相対的にかかわらず，"足りていない"と判断すれば輸液（輸血）する

②心臓の動きが実質的・相対的にかかわらず，"足りていない"と判断すれば心臓の動きを改善させる，または足りていない心臓の動きを負担軽減させる方法を考えて実施する

　アナフィラキシーショックや敗血症性ショックに代表される"血液分布異常性ショック（distributive shock）"も，緊張性気胸や心タンポナーデに代表される"心外閉塞・拘束性ショック（obstructive shock）"だって，突き詰めれば結局は同じだと思います．要は，相対的に足りていない循環血漿量を増やす，相対的に足りていない心臓機能の負担を取り去る，ということですから．

　ここで重要なことは，決して"収縮期血圧の値を100 mmHg以上に上昇させる"ことを蘇生（治療）の目標にすべきではないということです．経験上，収縮期血圧値が上昇しなくとも，徐々に患者さんの状態が改善してきていると実感できる状況はいくらでもありました．

　逆に，収縮期血圧の値が上昇しても（それは得てして"一時的"な場合が多いです），どう見ても患者さんの状態が改善しているようには思えない状況もまた数多くあります．医師は，**見かけ上の改善を求めるべきではありません**．そもそも，それを"改善"とはいえないと思います．

　求めたくなる気持ちはわかるのですけどね．自らの対応がうまくいっているのかどうか，誰でも不安ですから．手っ取り早く収縮期血圧の値を上げて，自分の不安を少しでも鎮めようとする気持ち——ほんとよくわかります．

　筆者だって同じです．患者さんのために，「少しでも何か良い治療はないか」とい

う一生懸命な姿勢は，医師にとって，いやすべての仕事において大切です．でも，それが結果的に患者さんのためにならないのだとすれば——．医師は"自らの不安"くらい，しっかりと引き受けましょう．自分自身が"不安であること"をちゃんと認め，そしてその不安を自ら引き受けるしかありません．だって，他の医師や他のスタッフ，他の誰かが業務を分担してくれることはあっても，あなたの"不安"を分担して引き受けてくれるなんてことは決してありませんから．

ショック状態ではないけど，"急ぐべき"患者さんとは？

嘔吐症状を認める患者さんで，とりあえずバイタルサインは安定しているけど，対応を"急がないと"急変してしまう可能性が高い患者さんが存在します．

- くも膜下出血（脳血管障害）の患者さん
- 急性心筋梗塞（急性大動脈解離）の患者さん
- 急性薬物中毒の患者さん

挙げれば，他にも様々出てきます．まあ，すでに十分過ぎるほど他の成書に記載されていますね（笑）．筆者は，つくづく思います．「じゃあ，急変する患者さんが誰かってこと，事前に教えといてくれないかな〜，医療の神様とかがいるのであれば！」なんて．

不謹慎ですかね？　でもやっぱり，わかんないものなんですよね，ほんとに．脳血管障害の患者さんだって，大動脈解離の患者さんだって，CT撮ってみて初めて，その時点で「やっぱり，そうだったんだ！」とわかるわけです．

でもですよ，考えてみてください．ということは，CT撮るまでは，少なくともその患者さんは急変しなかったということです．それって，本当にラッキーなことだと思うのです．もっと突っ込んでいえば，患者さんが急変するかどうかなんて，誰も正確に予想なんてできるわけがない．だからこそ，すべての患者さんに対して「この患者さん，いつ急変してもおかしくないな」と考えながら，診療に当たる姿勢が大切だと思うのです．

そうすれば，「急変するなんて予想できませんでした……」なんて言い訳（？）は決して出てこないはずです．そして，実際に患者さんが急変したとき確実に対応できる技術を身につけておくこと．

患者さんが"落ち着いている"と判断できたら，問診しながら次のステップに進みましょう．目の前の患者さんが落ち着いていると判断できるだけで，ERでの時間管理・診療が格段にやりやすくなります．

緊急気道確保が確実にできること，確かな蘇生技術を実践できること．何とかrecoverできる能力を身につけること．これこそが，救急医として大切なことでは

ないかなあ？　筆者は，漠然とですが「そんな医師になりたい」と思ったのだと思います．だから，"救急医"という仕事を選んだのではないかな，なんて今更ながら思います．

3. 来院後から最初の15分で実施すべきこと

患者さんがショック状態でなくても，嘔吐による脱水状態を呈している可能性があります．ですから，すべての患者さんに点滴入れて初期輸液を開始しましょう．最低でも1本，ショック状態と判断したならば2本の末梢静脈ルート，しかも大口径（20ゲージ以上）の静脈ルートを確保して輸液開始です．

初期輸液は何でもよいのでしょうか？

初期輸液製剤の選択

敗血症性ショックの患者さんに対する輸液製剤として，リンゲル液などの晶質液とアルブミンなどの膠質液のどちらが初期輸液として適しているかについては，以前から様々な臨床試験が行われてきました．その結果，アルブミン製剤は晶質液と比較して，有害事象の増加はないものの死亡率を有意に低下させない割にコストが高い[66]という結論になりました．

ですので，初期輸液としてはリンゲル液がよいと思います．乳酸リンゲル液のほうが多くの施設で使用されているでしょうか．もちろん，酢酸リンゲル液でもよいと思います．

注意しておくべきは，ヒドロキシエチルスターチ（hydroxyethyl starch：HES）と呼ばれる代用血漿剤の投与です．HESは，敗血症性ショック患者の死亡率を改善せず，腎障害や出血傾向などの有害事象を有意に増加させたことが報告されています[67,68]．そのため，現在ではHESを急性腹症による循環血液量減少や敗血症性ショック患者には使用しないことが望ましいとされています．

HES製剤ってどんなもの？

代用血漿剤であるHES製剤は，感染の危険性がなく，血液製剤よりも安価であるなどの利点があり，血液製剤の使用前に代用血漿剤として投与されていることが多いです．

HESはリンゲル液に代表される晶質液とは異なり，コロイド成分を含みます．このコロイド成分による膠質浸透圧効果によって，血管内に水分を引き寄せて循環血液量を維持します．

分子量が大きいほど毛細血管から漏出しにくく，循環血液量を長時間維持できる一方で，分子量が小さいと血管外への漏出や腎臓からの排泄により，投与後短時間で効果を失います．

米国では670 kDの高分子量，EU諸国では130〜250 kDの中分子量，そして本邦では網内系への取り込みや臓器障害への懸念から，さらに小さい分子量（70 kD）のHESが使用されています．そのため，止血機能や腎機能に及ぼす影響が小さく合併症は特に問題にならない[69]とする意見が多くあります．

筆者の個人的な考えですけど，やっぱり初期輸液はリンゲル液でよいのではないかと思います．あまり余計なものを体内に入れない．効果が不確かなものをやたら追加投与しない．「○○の工夫をしているので，副作用は従来品と比較して減少しています」という説明文句に対しては，「それなら，本来の有効性だって減少しているのではないですか？」という疑問を抱かざるを得ません．

われわれ臨床医は，"do no harm（患者に害を与えない）"の原則を，もっともっと意識して遵守する必要があるのではないかと思います．

鑑別疾患を考えて"チェックすべき血液検査項目を検討"は時間のムダ！

筆者は，そう思っています．

"ERでの時間を支配する"コンセプトにおいて，「何を検査項目としてチェックしようか？」と悩むことに"時間をかける"くらいであれば，できるだけ多くの検査項目をまずはチェックしてみましょう．時間のムダを少しでも省けると思うのです．

「嘔吐症状の原因鑑別するのに，いったいPやCa，Mg，尿酸値がどれだけ関係があるの⁉」

そういうご批判はごもっともです．でも，ですよ．そうやってチェックした項目のなかで，もしCa値が異常高値だったことがわかったとしたら？ ほらね，チェックしといてよかったと思うでしょう？

鑑別疾患は比較的すぐに出てきますか？ そうでなくとも，スマホで"高Ca血症"と検索すれば，すぐに鑑別疾患の一覧が出てくる"便利な時代"になりましたよね．

- ●副甲状腺機能亢進症？
- ●薬剤性？
- ●悪性腫瘍？

では今一度，お聞きします．ERへ嘔吐症状を訴えて搬送されてきた患者さんで，最初から高Ca血症を鑑別疾患のひとつとして想定して診療できますか？

少なくとも筆者は，自身がそれほど優れてはいないことをちゃんと自覚しています．ただし，検査データがあればCaの高値は必ず（当たり前ですけど）確認しま

すし，確認できればちゃんと高 Ca の原因を調べようとはしますよ．強調しておくべきことは，この診療プロセスは"Ca 値を測定しておいたから，初めて可能となる"ということです．

"ER での最初の 1 時間を支配する"ためには，どんな検査をオーダーするかに時間を割くのではなく，出てきた検査結果，画像結果の解釈，すなわち**患者さんのために"時間を割く"**ことのほうが重要ではないかと思います．

ですから，「この患者さんに採血を実施すべきか否か」を考えることは，臨床医として悪くない姿勢です．そして，採血を実施すると決めたのであれば，ER でオーダー可能なできるだけ多くの項目をチェックしてよいのでは？——なんて思うのです．血液検査で当初 10 項目の予定が 20 項目に増えたところで，採血を実施するということには変わりありませんよね．これも，厳密には侵襲的検査になると思います．

決して，「腫瘍マーカーや自己抗体を片っ端からチェックせよ」といっているのではありませんよ．「T. Bil をチェックするならば，D. Bil も一緒にチェックしておきませんか？」，「電解質をルーティンに測定するのであれば，Ca 値を追加しとくのも大して変わらないんじゃないですか？」，「CPK 値をチェックするのにさしたる理由がいらないのであれば，CPK-MB 値を一緒にチェックするのだってさしたる理由はいらないですよね？ だって CPK-MB 値が高値だったら，即座に判断が変わるでしょ？」——筆者は，こういいたいのです．

「昔のお医者さんは優れていた」のでしょうか？

またまた，話が逸れますけど（笑）．

「問診と身体診察だけで原因疾患は推定できます」，「少ない血液検査項目から疾患を推定しましょう」，「胸部 X 線 1 枚の所見から原因疾患が推定できるようになりましょう」等々の文言を，教科書や医学雑誌で見かけたことありませんか？ ありますよね．

もちろん，それができれば素晴らしいです！ 筆者も見習いたいと思いますし，医師としての基本的姿勢として大切な心構えであることに間違いありません．反論あるはずがありません……．

でもですねえ，「塩加減ひとつで，料理の味は格段に向上します」なんて，ミシュランの星を獲得している料亭のご主人にいわれても……ねえ．「いや，それが一番難しいです！」って，なりませんか？

"塩"だけで料理の味つけを勝負するなんて，ですよ．いや，偶然（というか，幸運とでもいうか）が重なって，塩味だけで「この料理，うまい！」となる場合もあるでしょう．でも，やっぱり少なからず，「うーん，味はそんなに悪くないけど……」って感じになりませんか．それどころか，「うわっ，何これ，まずいっ！」ってことも——あるはずです．

料理ならば，謝って作り直せば"済む"かもしれません．医療に置き換えて，失敗した場合でも患者さんに謝れば済むこともあります．でも料理と違って，謝って済む場合ばかりではないのが医療でもあります．

　塩味だけで料理を素晴らしく味つけできる料理人がいらっしゃるのと同様に，問診と身体診察だけで診断をつけることができる素晴らしい医師，胸部X線1枚から多くの所見を読影できる素晴らしい医師が世の中にいらっしゃるのも事実です．

　でも，皆がそれを目指さなければならないわけではないと思います，今の時代は．聴診器しか診察器具がなかった時代，患者さんの心音ひとつで弁膜症を診断しなければならなかった時代．その時代には，確かに心音ひとつで弁膜症の有無を診断しなければならなかったと思います．そして，本当に心音ひとつで弁膜症の有無を診断できる医師もごろごろいたと思います．当時の先生方の心雑音聴診にかける"集中力"は，本当にすごかったでしょう．

　でも，筆者は見方を変えてこんな風に思うのです．

　聴診器ひとつで弁膜症を診断していた時代って，聴診にいったい何分かけていたんだろうか？　起座呼吸を呈している患者さんに陽圧換気マスクも装着せずに（昔はできなかったでしょうから，酸素吸入くらいかな？），じーっとひたすら聴診し続けていたなんてこと，あったんじゃないのかなあ──なんて想像するのです．そして，当時もし心臓超音波検査があったら，もっと迅速かつ正確に弁膜症の有無や重症度を診断できていたのではないかな，とも思うのです．

　筆者は，聴診器ひとつで患者さんの心臓疾患を診断しようなんて思っていませんし，そもそもできません（笑）．まあ，心臓の弁になんらかの異常があるのかな──くらいの判断です．異常がありそうならば，心臓超音波検査，胸部X線撮影，血液検査では心筋逸脱酵素，BNPなどできるだけ多くの項目をチェックします．それでもよくわからなければ，循環器内科医にコンサルトします．

　ほんと，いい時代になりました．筆者が勤務する施設の環境は，救急医にとって恵まれているのだと思いますけど．

> **末梢静脈ルート確保の際に，できるだけ多くの血液検査項目もオーダーしましょう！**

　話を元に戻します（笑）．堂々と，多くの血液検査項目をチェックしましょう！

　ルーティンとして白血球数，Hb値，血小板数のチェックに加えて，肝機能（GOT, GPT, γ-GTP），腎機能（BUN, Cre）といった臓器障害に関わる項目も合わせてチェックしましょう．血液型，感染症の有無も忘れずにチェックしておきたいところです．とにかく，"できるだけ多くの項目"をチェックしておきましょう．何かの異常値が，原因疾患の鑑別につながるかもしれないのですから．

　「あれっ？　どうして△△の項目，チェックしなかったの？」と若干嫌味混じりに

いわれることがあっても（こんな経験って，結構多いでしょう？），「なんで△△の項目までチェックするの？　チェック項目多過ぎないか？」なんていう指導医は，滅多にいません（笑）．読者の先生たちも，そんなこといわれたことってないのではありませんか？　現実って，そんなものだと思うのです．

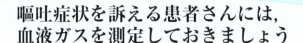

嘔吐症状を訴える患者さんには，血液ガスを測定しておきましょう

　動脈血 pH 値や HCO_3^- 値などから代謝性アシドーシスの有無，$PaCO_2$ 値で呼吸性代償の有無などをチェックできます．**代謝性アシドーシスの有無は**，糖尿病性ケトアシドーシスの診断の"カギ"となります．それに加えて，一般的な**ショック状態や臓器虚血（特に腸管）を反映する**所見として重要です．単に動脈血内の酸素が十分かどうかのみでなく，様々な**鑑別診断のための有用な情報**が入っています．

　Base Excess（B. E.）に関して，小腸ガスを認めた 68 例中，腸管壊死を認めた 31 例，開腹手術を行ったが腸管壊死を認めなかった 22 例，保存的治療の 15 例で検討され，腸管壊死を認めた例のみで有意に B. E. の低下を認めていました[70]．

　Mission 2 から，以下を再掲しておきます．
　入院時に乳酸値を測定することで重症度の予測ができるとされています．
　乳酸値は，すでに外傷診療において出血量の予測評価に利用されています．消化管出血により入院を要した患者群では，入院時の乳酸値は感度（sensitivity）が高いものの，特異度（specificity）が低い結果となっています．
　生存者群での入院時乳酸平均値が 2.0 mmol/L であったのに対して，死亡者群では平均値 8.8 mmol/L でした[71]．入院時乳酸値が 4 mmol/L 以上であった患者さんの場合，入院後の死亡率が 6.4 倍に増加するという報告[72]もあります．
　血行動態が安定している患者さんであっても，入院後に乳酸値が 2.5 mmol/L 以上上昇すると，24 時間以内にショック状態に陥ると予想できる（感度 90％，特異度 84％）とする報告[73]があります．

血液ガス検査は，静脈血ではダメでしょうか？

　末梢静脈ルート確保の際に，血算や生化学などの血液検査とともに，血液ガス検査も一緒に採血して検査室に提出している場合もあるかと思います．わざわざ鼠径動脈などの動脈を別に穿刺して採血するのは，患者さんにとって苦痛が増します．そもそも，PaO_2 値は比較的無意味なことがわかっていますので，それ以外の項目を確認することが目的ならば，採血を 2 回行わずに済みますから無駄な時間を減らすという意義にも合致しますよね．

読者の皆さんの施設では，血液ガス採血は動脈で採血するか静脈で採血するか，どうなっていますでしょうか？
　ちなみに，以下の報告[74]があります．

> - 動脈血pH値は，静脈血pH値に比較して約0.03高い（診療上は一致率が高く，信頼してよい）
> - 動脈血$Paco_2$値は，静脈血に比較して約4.15 mmHg低い（診療上は一致率が低く，信頼できない）
> - 動脈血HCO_3^-値は，静脈血に比較して約1〜1.4 mmol/L低い（診療上は，一致率が高く信頼してよい）

　血液ガス検査を"静脈血"で採取した場合には，pH値とHCO_3^-値は，ほぼ動脈血値と同じと考えられるので信頼してよいということですね．でも，確認したいのはB.E.値でしたね．
　このような報告[75]もあります．

> - 動脈血乳酸値は静脈血に比較して約0.25 mmol/L低い
> - 静脈血液での乳酸値が"正常範囲内"であれば，動脈血値も正常範囲内である可能性が高い
> - 静脈血値が正常範囲外であった場合の動脈血値は一致率が低いため推定困難

　筆者の個人的見解としては，乳酸値を正確に評価したいのであれば，"動脈血"を採取したほうがよいと思います．ただ，最初はとりあえず静脈での乳酸値測定も"悪くない"とも思います．静脈血での乳酸値が正常範囲内であったなら，それでよし．
　重要なことは，**静脈血での乳酸値が異常値であった場合は必ず動脈血で再度提出する**必要があるということです．経験的に血液ガス値が判明するのには，さほど時間はかからないかな〜と思いますので．D. Bil値やCPK-MB値を再度測定するのに要する時間とは違うかな〜と．

"嘔吐の付随症状"と薬剤内服歴をしっかりと確認しましょう

嘔吐症状を訴える患者さんの問診ポイント

　問診する際には，いつから，何をしていたときか，嘔気は持続しているか，それとも波があるのか，随伴症状として腹痛や最近の体重減少の有無などのポイントを押さえておけばよいでしょう．筆者もその程度ですから．でも，筆者がそうしているからといって，それが必ずしも"正しい"わけではありませんので，くれぐれも誤解せぬようお願いします！
　"嘔吐"のみの主訴でERを訪れる患者さんは，それほど多くないと思います．多

表15　嘔吐症状の原因となり得る薬剤（一部）

延髄最後野に作用	ドパミン作動薬（L-dopa，ブロモクリプチンメシル酸塩），ニコチン（ニコチンパッチ），ジゴキシン（ジギタリス中毒の初期症状として有名です），麻薬性鎮痛薬（疼痛に対し麻薬を使用する癌患者の40〜70%に見られます）
腸管局所に作用	非ステロイド抗炎症薬（NSAIDs），エリスロマイシン
その他	抗不整脈薬，降圧薬，利尿薬，経口血糖降下薬，経口避妊薬，サラゾスルファピリジン/スルファサラジン（消化器系治療薬），ビタミンA など

くが，原因疾患の鑑別に役立つ付随症状を呈している患者さんですので，患者さん本人またはご家族，あるいは搬送してきた救急隊員などに確認しましょう．

- "嘔吐"の前に，突然の激しい頭痛があった（くも膜下出血？）
- "嘔吐"とともに突然の意識障害，右共同偏視と左麻痺が出現した（脳出血？）
- "嘔吐"とともに胸痛と冷汗，心電図でST上昇を認める（急性心筋梗塞？）
- "嘔吐"とともに耳鳴りと回転性めまいがある（メニエル病？）
- "嘔吐"の数日前から排便なし，腹痛に加えて胃癌で手術歴あり（癒着性腸閉塞？）
- "嘔吐"の前に歓迎会で大量飲酒してからの意識障害（急性アルコール中毒？）
- "嘔吐"とともに頻回の水様性下痢（ウイルス性胃腸炎？　食中毒？）
- "嘔吐"とともに，突然の腰背部痛で左腰部に叩打痛もある（尿管結石？）
- "嘔吐"している口腔周囲・着衣に緑色が付着．「死にたい」と漏らしていた（農薬中毒？）
- "嘔吐"とともに軽度の頭痛あり，大雪のなかでエンジンかけた車内にいた（CO中毒？）

このように特徴的な付随症状を問診で確認できれば，まずは原因疾患の"当たりをつける"ことができますよね．もちろん，鑑別疾患の"一点決め"は危険ですけど，そこらへんは読者の皆さんは大丈夫ですよね⁉

アメリカ消化器学会（AGA）のTechnical Review[76]では，嘔気・嘔吐の最も一般的な原因は内服している薬剤の副作用であり，原因となり得る薬剤を中止するかまたは変更することを考えるように推奨しています．

嘔吐症状が内服薬の副作用である場合，特に内服開始早期に起こることが多いので，「ここ最近，特に1〜2週間以内くらいで新たに処方されて飲み始めた薬はないですか？」という聞き方がよいと思います．

薬剤の種類は多岐にわたりますが，例えば，それぞれ作用箇所別に分けると表15のようになります．

嘔吐した内容物による疾患鑑別は可能でしょうか？

　ときどき，「悪心のみで嘔吐を認めない場合は，消化器疾患の可能性は低い」や「嘔吐内容が水様性であった場合は腸閉塞の可能性が高い」などの記載を見かけます．確かに当たっている部分もありますが，ERでの診療上，普遍的な原則として採用できるかといえば……，なかなか難しいと思います（笑）．

　尿管結石でも空腹時に痛発作が起これば，悪心（むかつき）のみで終わる場合もありますし，食事摂取後であれば，見事に食物残渣様の嘔吐が見られることがあります．上腹部痛と悪心（むかつき）が急性胃炎である場合もあれば，見逃せば致死的な急性心筋梗塞の場合だってあり得るわけですから．

　やはり，主訴や自覚症状というのは，あくまでも原因疾患を絞り込むための"取っかかり"と，筆者は考えています．ただし，嘔吐した内容物が"緑色の液体"で"有機溶剤のような独特の臭い"がしているなんて場合は，何らかの毒物中毒（農薬である可能性が高い）の可能性が極めて高いと思います．

妊娠可能な女性には，画像検査前にその可能性を聴取しましょう

　CTに代表される画像検査を施行するための要件として，患者さん自身に必ず**事前に妊娠の可能性について聴取しておく必要があります**．もちろん，妊娠自体が嘔気・嘔吐の原因であるかどうかを見極めるためにも必要ですよね．もし患者さん自身が，「妊娠の可能性がある」「通常よりも生理が遅れている」などの情報を伝えてくれたならば，同意を得たうえで妊娠反応検査を行うことを強く推奨します．

　妊娠に伴う嘔気・嘔吐症状は，初産婦，若年，妊娠についての知識不足，肥満，外に働きに出ていない，といった女性により多いとされ，妊娠女性の約0.5%が妊娠悪阻に発展するとされています[77]．

〈妊娠に伴う嘔気・嘔吐症状の増悪因子〉
- 初産婦
- 若年
- 妊娠・出産に関して正しい教育を受けていない
- 肥満
- 外に働きに出ていない

（文献77より改変引用）

　妊娠の可能性に関する情報は，極めてプライベートかつデリケートな部分です．男性医師は，あまり意識しないかもしれませんが，「これくらいの情報は聴取して当

然」などと思わず，**診察においてどうしてこの情報を聞く必要があるのか，きちんと患者さんに説明してから聴取する**ようにしましょう．

　患者さんは，医師の質問に対して必ずしも正確に答えてくれるわけではありません．診察に関係ないと患者さんが思えば，正しいことをいわないこともあり得ます．ですから，聞かれる立場に立って，「なぜ，その情報が必要なのか」「その情報を医師が知ることで，診療において患者さんにどのようなメリットがあるか」をきちんと説明しましょう．

　そのような一見小さいことでもちゃんと配慮することで，**医師ー患者の信頼関係の構築につながる**のみならず，正しい原因疾患の鑑別につながると思います．

閉眼徴候（closed eye sign）を知っていますか？

腹部診察のポイント

　"腹痛"を訴えている患者さんと比べて，嘔吐を認める患者さんに対しての診察はどうしても「さほど丁寧にしていない」というのが，自身の普段の診療態度を振り返っての感想です．

　正直にいえば，「お腹は痛くないですか？」と患者さんに尋ねながら，腹部を簡単に触診しちゃってます．その最中に圧痛を認めなければ，「消化器疾患ではないのかな？」くらいの気持ちで，「次，なんの検査をやろうか？」と考えることが多いですね．ですので，腹部の診察は"嘔吐症状の原因が消化器系疾患なのかどうか"を見極めるための診察だと位置づけています．

　その判断に打ってつけの診察法（？）を紹介したいと思います．

　未診断の急性腹症患者158人において，腹部の診察中に閉眼している徴候（閉眼徴候：closed eye sign）の診断的意義について前向き調査がなされ，腹腔内に病変があった患者の91人中6人（6.5％）が腹部の診察中に閉眼していたのに対して，腹腔内に病変がなかった67人では22人（33％）が閉眼しており，器質的腹腔疾患検出における closed eye sign は感度：33％，特異度：93.5％，陽性的中率：79％と報告されています[78]．

　腹部触診時に，"閉眼徴候"の有無（要するに，本当に痛ければお腹を触られた際に目を開けるってことです）について確認しておくと，まさに消化器系疾患で嘔吐しているかどうかの判断の大きな助けになると思います．簡単ですから，ER での診察に取り入れてみてはいかがでしょうか？

4. 来院後から最初の30分で実施すべきこと

　鑑別疾患に迷ったら，単純でよいですから**全身のCT撮影**をしておきましょう．主に"嘔吐症状"が前景に立つ疾患という観点での鑑別疾患の一例です．

- 頭部：くも膜下出血，脳出血，慢性硬膜下血腫，水頭症
- 胸部：特発性食道破裂（嘔吐に引き続き発生する）
- 腹部：腸炎，腸閉塞，腹膜炎（free air，腹水），尿管結石，S状結腸軸捻転
- 骨盤：閉鎖孔ヘルニア，卵巣嚢腫茎捻転

腹部単純X線検査は，果たして嘔吐症状の原因疾患鑑別に役立つのでしょうか？

筆者の経験からの答えは，残念ながら"**No**"です．

腹部単純X線撮影は，簡便，低侵襲，低コストで腹部全体の観察が可能であり，急性の腹部症状を呈する患者さんに対して，ほぼルーティンに撮影されてきた経緯があります．少なくとも，筆者が研修医の頃はそうでした．以前のCT検査は，時間がかかる割に解像度が低くて結構見逃しありましたから．そのため，相対的に単純X線撮影の重要度が高かったのだと思います．

しかし，急性の腹部症状を呈する患者さんに腹部単純X線撮影を実施しても，異常所見が見られたのは10～20.4％に過ぎないとされています[79,80,81]．結局，現代の救急医療において嘔吐症状（に限らず急性の腹部症状全般）に対して，画像検索として腹部単純X線のみで診断が完結するなどということは，なかなかあり得ないと思うのです．どうせ，腹部超音波検査や腹部CT検査を追加で実施するのであれば，**もはや腹部単純X線検査をルーティン画像検査として実施する意義は乏しい**と思います．

腹部超音波検査も，（残念ながら）実施者の技量によって信頼度が大きく変わります．しかも，尿管結石による水腎症の所見が"ある"，胆のうが腫大していて胆石を疑わせるエコー所見が"ある"，腸閉塞を示唆するエコー所見が"確実にある"と断言できるならばよいのですが，筆者の実感として「一応念のため，腹部CTも撮影しておきましょう」となることが多いです．

いつものごとく話が逸れますが（笑）──

ときどき，胸部X線読影の強者が，「単純胸部X線1枚から大動脈解離だってわかる！」なんて，若干"釣り気味（表現が不穏当であることは自覚しています，ほんとすいません）"のタイトルで，単純X線読影の極意を記載しているのを見かけます．

もちろん，筆者も読んでいて勉強になりますよ，「すごいな～．こんなところまでX線で読めるのか～～!?　自分にはとてもそこまで読影できないなあ」なんて思うのです．でも一応，但し書きをつけておきます．"ERの場で，同時に何人もの患者さんを並行して診ている立場"としては，ということです．

解像度の高いスクリーンの前に単純X線1枚が映し出され，静かな部屋で集中し

て1枚の単純X線を読影することができるならば，自分にも大動脈解離くらい読影できるかもしれません．でもERって，絶対にそんな現場ではありません．真逆です．やっとのこと，嘔吐患者さんのX線写真でも読影しようかと思った矢先に，「先生，薬物中毒の患者さんのご家族が説明を待っていますけど──」なんていう，スタッフからの絶妙な声掛けは日常茶飯事です（笑）．

「あ〜，もうちょっと待っていてもらって．あと少ししたら説明しに行くから」と答える間もなく，「先生！　階段で転んだ患者さんの点滴，そろそろ終わりますけど〜．次も同じのをつないどいてよかったですか〜？」といわれて，「いいよ〜同じもので．速度は約100 mL/時くらいで落とし続けてよ」なんて答えるのが，ERでの日常風景なのです．ですから，単純X線読影なんて，すぐにどっかへ行ってしまいます……（笑）．

単純X線検査でわかるのは，胸部なら心不全（肺うっ血や胸水）・肺炎・気胸の所見（外傷ならば肋骨骨折や肺挫傷も）があるかどうか，逆にいえば，それらの所見がないかどうか．腹部なら，腸管ガス像が多いかどうか（ERでは，だいたい仰臥位で撮影することが多いので，典型的なniveau所見は立位でないとわかりません）と，あとはラッキーならば尿管結石くらいでしょうか．

それに対してCT検査は，胆石・胆のう腫大・niveau像（仰臥位でも全く問題ありません）・腹水・胃内の血液（の濃度に近い液体）貯留（これは上部消化管出血を示唆します．ただし，電子カルテのCT画像でCT値を測定できる場合）・尿管結石，虫垂炎，絞扼性腸閉塞，子宮付属器疾患（卵巣嚢腫茎捻転・卵巣出血・子宮外妊娠など），様々なことがわかります．であるならば，**"まず腹部CTを最初に撮影"** して時間短縮を図るというコンセプトが，ER診療においては重要なのではないかと思うのです．読者の皆さんは，どのように考えますでしょうか．

最初の血液検査の結果のみで，"嘔吐症状"の鑑別診断は可能でしょうか？

結論からいうと，最初の血液検査のみで嘔吐症状の鑑別診断をすることは極めて難しいと思います．

例えば，"高血糖" と "代謝性アシドーシス" の異常を認めれば，カンのよい先生は，「糖尿病性ケトアシドーシスかな？」なんて思うでしょう．でもですね，現実のERはそう単純ではないのですよ．もちろん，単純な場合も確かにありますけどね．

こんな症例を経験したことがあります．

永年の糖尿病患者さん（インスリン自己注射）が，ゲーゲー吐いて具合悪そうだということで，当院へ救急搬送されてきました．やたら吐いていましたが，食物残渣は認めず，いわゆる "空吐き" 状態．ぐったりしていて，満足に会話はできません．それでも，両手足は置き所なさそうに始終動かしていましたので，とりあえず

麻痺はなさそうです．

　血液検査で炎症所見高値だったというわけでもなかったのですが，頭蓋内疾患の除外と，糖尿病性ケトアシドーシスならば，どこかに感染源がないかをチェックするため，全身CT撮影をしました．そしてERに戻ってきたところで，患者さんの呼吸が停止！　あっという間に心停止へと陥ってしまいました．

　来院時に"高血糖"と"代謝性アシドーシス"を認めていました．ご家族からも，午前中から具合悪そうで昼食も摂れず，おそらく自身でインスリンも打てていなかった模様と聴取できましたので，「インスリン1回くらい打たなかっただけで，ケトアシドーシスになるかな？」なんて思いながら，尿道カテーテル留置して検尿提出してみようと思っていた矢先のことでした．

　確かに顔面蒼白で皮膚冷汗，湿潤があることはわかっていたのですが，「ケトアシドーシスだから脱水状態なのかな？」なんて，あえて"ショック状態"であることに目をつぶってしまっていたのでした．今振り返ると，「ショック状態だと思いたくなかった．そこまで重症な患者さんではないだろうと思いたかった」のだろうと，自戒をこめて反省しています．

　すぐに経皮的心肺補助装置を挿入し，心臓カテーテル検査へ．結果は，左冠動脈主幹部（LMT）閉塞の急性胸痛症候群（ACS）でした．来院時に，ルーティンで12誘導心電図は実施していたのですが，"ちら見"して明らかなST上昇を認めなかったため，そこでACSの鑑別は終わってしまっていたのです．

　後でよく心電図を見返してみたら，全誘導でST低下，そしてaVR誘導で軽度ST上昇を認めていました．本書での論点ではありませんので，詳細な説明は省きますが（っていうか，なんでそうなるのか筆者もあまり理解できていません……），LMT閉塞の場合，ときにaVR誘導でST上昇することがあるんですよね[82]．

その患者さんの診断は急ぐ必要ありますか？

　ERにおいて，急いで診断することには無理があります．そもそも"診断すること"がERにおいて求められているわけではないのですが，どうしても医者の本性として「診断確定できれば各専門科に患者さんの診療を頼めるし，安心できる」という気持ちがあると思います．

　自分が早く安心したい，という気持ちは十分すぎるほどわかります．筆者もそうでしたからね．でもそれは，患者さんを中心にした考えではないです．

　目の前の"不安定な状態，ショック状態にある患者さん"の診断は，本当に急ぐ必要があるのか？——この経験以降，急ぎたい誘惑にかられつつ，それでも「待てよ．それは，患者さんのためなのか，それとも自分が楽をしたいからなのか？」と，可能な限り自問するようにしています．

　ほんとERって忙しくなればなるほど，とっとと原因疾患を確定させたい．もっといえば，「各専門科医に依頼できる"原因疾患"に確定させたい」という誘惑が頭

をもたげてくるものなのです．

　ERで各専門科医に適切に患者さんをコンサルトして，その後の診療を依頼できること，それは救急医にとって大切な役割（技能といってもいいかもしれませんけど）だと思います．それができなければ，ベッドは埋まってしまい，次の患者さんを受け入れることができず，ERはスタックしてしまいます．

　そうであっても，そのために患者さん自身をかえって危険に晒してしまうようでは本末転倒，というか救急医として失格です．

　ERという現場においては，**診断確定するよりも"急変する""重症化する"患者を決して見落とさず**，速やかにかつ適切に介入できることのほうが何倍も重要だと思うのです．医師として肝に銘じておくべき大原則ですね．

5. 来院後から最初の45分で実施すべきこと

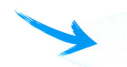

おおまかな鑑別診断のポイントは，特徴的な付随症状・所見に速やかに気づけること

　成書では，よく様々な鑑別疾患を列記している表などが掲載されていますよね．"嘔吐を来す原因疾患"なんて感じで，ほんと多種多様な疾患が記載されています．それ，全部覚えているのであれば，見逃しなんて，そもそも起こらないんですけど……ね（笑）．まあ無理です，現実的に．腹痛の鑑別疾患だって，ごまんとあるのですから．

　一方，逆に簡単な場合もあります．それは"だいたい特徴的な付随症状があることが多い"からだと思います．87ページに記載していますが，再掲しておきます．

- "嘔吐"の前に，突然の激しい頭痛があった（くも膜下出血？）
- "嘔吐"とともに突然の意識障害，右共同偏視と左麻痺が出現した（脳出血？）
- "嘔吐"とともに胸痛と冷汗，心電図でST上昇を認める（急性心筋梗塞？）
- "嘔吐"とともに耳鳴りと回転性めまいがある（メニエル病？）
- "嘔吐"の数日前から排便なし，腹痛に加えて胃癌で手術歴あり（癒着性腸閉塞？）
- "嘔吐"の前に歓迎会で大量飲酒してからの意識障害（急性アルコール中毒？）
- "嘔吐"とともに頻回の水様性下痢（ウイルス性胃腸炎？　食中毒？）
- "嘔吐"とともに，突然の腰背部痛で左腰部に叩打痛もある（尿管結石？）
- "嘔吐"している口腔周囲・着衣に緑色が付着，「死にたい」と漏らしていた（農薬中毒？）
- "嘔吐"とともに軽度の頭痛あり，大雪のなかでエンジンかけた車内にいた（CO中毒？）

上記のような特徴的な付随症状を速やかに見つけることができれば，鑑別診断にも困らないのですけど……．ゲーゲー吐いているばかりで，問診しようとしてもなかなか埒が明かないなんて患者さんもいますので，以下に嘔吐の鑑別診断についての基本的考え方を示したいと思います．

ERの目標は，"見逃してはいけない患者さんを帰宅させない"です

嘔吐の鑑別診断についての基本的考え方

　「またそのフレーズ?!」と読者の先生方も，そろそろ飽きてきたでしょうか（笑）．
　でも"飽きてきた"ということは，それだけ皆さんに浸透してきたのだと好意的に解釈したいと思います．ER診療においてやってはいけないことはいくつかありますが，なかでも本来入院させて経過観察すべき患者さんを帰宅させることはマズいことです．であれば，それを防ぐための**セーフティー・マネージメントとは"入院させること"**に他なりません．

- 頭部CT検査で脳出血を認めた
- 胸部CT検査で急性大動脈解離を認めた
- 腹部CT検査で尿管結石を認めた
- 腹部CT検査で典型的なniveau形成を認めた
- 12誘導心電図検査で前胸部誘導のSTが上昇していた
- 現場に遺書と有機リン系農薬瓶が置いてあった

　上記のような「これしかない！（もちろん，嘔吐以上に"特徴的な"付随症状もあるでしょうし，血液検査など他の結果もふまえて判断すべきですが）」と思える所見があればよいのですけど．
　「うーん，急性胃腸炎にしては腹痛をあまり訴えないな～」とか，「めまいがつらいっていうのだけど，天井が回るわけではないらしいんだよな～」など，今ひとつ確定診断に自信がないときこそ，入院させといたほうがよいということです．

念頭に置くべきは"嘔吐≠消化器疾患"です

　確かに，嘔吐症状を呈する患者さんの約70％は消化器系の疾患が原因といわれています．しかしながら，顔色不良で普段は血圧140台の患者さんが100くらいで，「夕食に生もの食べているっていうし，血液検査でも特に異常所見ないし，心窩部辺りが痛いっていうから，"急性胃炎"でいいんじゃないかな～？」的な鑑別診断プロセスは少々"雑"だと思います．

先輩救急医から以下の言葉を贈ります．

> 『12誘導心電図ちゃんと検査していますか？』
> 『12誘導心電図でST上昇しない急性冠症候群もありますよ．以前のものと比較してみましたか？』
> 『血液検査で異常なしだからといって，動脈血液ガス検査をちゃんと実施していますか？』

「私は，必ず診療するすべての患者さんに12誘導心電図をオーダーしていますから，心配いりません！」という読者の先生方からの頼もしい言葉が聞こえてきそうです（笑）．でも，10年後も同じ気持ちでいられますか？

結局，軽い心窩部痛と嘔吐症状の原因疾患は確定できなかったけど，制吐薬の投与で症状がいくらか改善し，歩行もできるので，帰宅と判断した高齢女性の患者さん．ERを退出の際に看護師さんから，「今の患者さんは12誘導心電図取っていなかったですけど，よかったですか？」と聞かれて，「別に取らなくてもいいよ」と答えるのか，それとも「うーん，確かにそうだね．指摘ありがとう．もう一度ERに戻ってもらって12誘導心電図取らせてもらおう．その結果を確認したら本当に帰宅していいわけだから」と答えるのか――両者は患者さんにとって，そして読者の先生にとっても重要な"分岐点"になるかもしれません．

鑑別診断プロセスにおける"確証バイアス"には要注意！

読者の先生方は**"確証バイアス"**という言葉をご存じでしょうか．

確証バイアスとは，社会心理学上の用語で，"自分が本当だと思っていることを確かめるための情報は探すが，反証となるような証拠を無視したり，探す努力を怠ったりすること"を指すものです．その結果，人は見たいものだけを見て聞きたいものだけを聞くという状況をつくり出してしまうわけで，振り込めサギに騙されるのはまさにこの確証バイアスによって起こるといえるわけですね．

いったい何の関係が？　と疑問かもしれませんが，医療における鑑別診断のプロセスもまさにこの確証バイアスが入り込む余地が大きいのです．

深夜2時のER．想像してみてください．

あなたは今，酔っぱらって階段から転落した患者さんを診療しています．酔っぱらっていますから，大声で「背中が痛ぇ〜よ〜．マジでなんとかしてくれよ〜〜」と叫んでます．搬送してきた救急隊員が一生懸命に患者さんをなだめてくれています．そこにまた睡眠薬を飲んだ急性薬物中毒の患者さんが，別の救急車で搬送されてきました．

「は〜，なんでこんな時間に．しかも立て続けに」なんて思いながら，あなたは診

療しています．そこに，「夕食にお刺身食べた患者さんが，就寝中に突然の腹痛と嘔吐で発症，冷や汗をかいています」とのことで，本日0時を回ってから連続3人目の救急搬送患者さんがやってきました．

そうした状況では，なかなか冷静な気持ちで診察できないですよ．「マジか‼　朝まで待てなかったのかな〜？　救急隊も救急隊だ！　どうして忙しいとわかっているこの病院に搬送して来るんだよ！」なんて気持ちで，診察することになりますね，自分なら．

でもこんなときこそ，すでに診療においては"黄色信号が点滅"し始めていることに気づきましょう．こんな気持ちのままで診療を続けると，診療の"赤信号に突入"することになってしまいますよ！

ここで，気持ちを落ち着ける必要があるようです．筆者も，この気持ちをコントロールするのはなかなか難しい．20年以上の臨床経験を積んできた今でも，ですよ（笑）！

自分自身の経験からいえば，「この患者さんの嘔吐の原因は，どうせ"急性胃炎"だろう」といったん思ってしまうと，あとは急性胃炎に合致した症状・所見ばかりに目が向いてしまい，一見して急性胃炎には合併しにくい症状・所見はあえて無視か，あるいは理由をこじつけしてしまうかです．最初の**思い込み診断を自分自身で覆すことって，なかなか難しい**ことなのです．例えば，こんな感じです．

"夕食にお刺身（生もの）を食べた" ⟹ 「やはり急性胃炎だろう」
"ここ最近，仕事で忙しく睡眠不足だった⟹「やはり急性胃炎だろう」
"胸焼けがする" ⟹ 「やはり急性胃炎だろう」
"心窩部辺りを痛がるが圧痛がない" ⟹ 「嘔吐が激しくて腹痛をさほど感じないのだろう」
"ここ1週間ときどき同じ症状があった" ⟹ 「それはそれ，これはこれ．最近ストレスがあってそれが急性胃炎につながったのだろう」

いつも自分自身に「本当に合理的な判断だろうか．無理やり診断していないだろうか」と，冷静に問いかける姿勢が求められます．特に多忙なときこそ．これって本当に難しいのですけど．救急医は精神的にタフである必要がありますね．

嘔吐の確定診断がつく前に制吐薬を投与することは妥当でしょうか？

本邦では **5-HT$_3$受容体拮抗薬** の保険適用が限られていますので，嘔吐症状の改善を期待して抗ドパミン薬の**メトクロプラミド**（プリンペラン®）を投与する機会は多いのではないかと思います．抗癌薬投与の副作用としての嘔吐症状には5-HT$_3$受容体拮抗薬の有用性が高いと考えられますが，救急外来を受診した成人163名の無作為化対照比較試験では，Visual Analog Scale で評価したオンダンセトロン塩

酸塩水和物（5-HT$_3$受容体拮抗薬）とメトクロプラミド（いずれも静注）の制吐効果は同等であったとする報告もあります[83]．妊婦では脱水，体重減少，電解質異常などがなければ制吐薬の使用を控えるのが原則ですが，本剤は妊婦にも使用可能です．

　というわけで，メトクロプラミドはERでも悪心・嘔吐症状を訴える患者さんにはよく投与しますね．ERでの制吐薬の投与は妥当だと思います．ただし！ 投与により悪心・嘔吐症状が改善したからといって，**決して入院不要・帰宅させてよいということにはならない**ことを肝に銘じておくべきと思います．

6. 来院後から最初の1時間までに決定すべきこと

　嘔吐症状の患者さんを入院させるか，帰宅させてよいか，ERでの基本的な考え方はMission 0で述べたとおりです．繰り返しになりますが記載します．ただし，この章は嘔吐患者への対応ですので，薬剤名など一部を変更しています．

> ①自覚症状が改善している（ただし，原因が不明であるにもかかわらず，メトクロプラミドなどの制吐効果のある薬剤使用により"一時的に"悪心軽減していることを含むものではありません）
> ②血液検査で特記すべき異常所見がないこと
> ③画像検査（12誘導心電図を含む）で特記すべき異常所見がないこと
> ④症状の原因が特定でき"入院の必要性が低い"と明確に判断できること

そこでやっぱり，こういうことになります．

帰宅させることに不安なら入院させましょう

　これこそがERにおける究極の"セーフティー・マネージメント"といえます．繰り返しますが，患者さんを帰宅させて家で具合が再度悪くなるのと，入院中に状態変化するのとでは患者さん自身およびご家族が受ける"意味合い"は全く異なります．ただし，仮に入院中であったとしても，入院時の説明で次のことをしっかりと言及しておく必要はあります．

> ●適正に診療および検査したが，それでも現時点で嘔吐症状の原因は確定できていないこと
> ●今後，時間の経過とともに症状が増悪したり，新たな症状が出現してくる可能性があること
> ●そのため入院してもらい，症状および全身状態の経過観察を行うこと
> ●万が一状態が変化した場合には，夜間であってもご家族に緊急連絡する場合があること

上記をしっかりと説明したうえで，患者さんに入院してもらうことが，ERにおける究極の"セーフティー・マネージメント"だと思います．

参考文献

66) Finfer S, Bellomo R, Boyce N, *et al*. A comparison of albumin and saline for fluid resuscitation in the intensive care unit. *N Engl J Med*. 2004, **350**（22）：2247-2256.
67) Myburgh JA, Finfer S, Billot L. Hydroxyethyl starch or saline in intensive care. *N Engl J Med*. 2013, **368**（8）：775.
68) Perner A, Haase N, Guttormsen AB, *et al*. Hydroxyethyl starch 130/0.42 versus Ringer's acetate in severe sepsis. *N Engl J Med*. 2012, **367**（2）：124-134.
69) 山蔭道明，佐藤順一，並木昭義．ヒドロキシエチルでんぷん代用血漿剤のさらなる可能性．*臨床麻酔*．2005，**29**：61-73.
70) 藤政 篤，北里 誠，池田 浩，他．腸管壊死症例の臨床病理学的検討．*臨牀と研究*．2003，**80**：483-491.
71) El-Kersh K, Chaddha U, Sinha RS, *et al*. Predictive role of admission lactate level in critically ill patients with acute upper gastrointestinal bleeding. *J Emerg Med*. 2015, **49**（3）：318-325.
72) Shah A, Chisolm-Straker M, Alexander A, *et al*. Prognostic use of lactate to predict inpatient mortality in acute gastrointestinal hemorrhage. *Am J Emerg Med*. 2014, **32**（7）：752-755.
73) Ko BS, Kim WY, Ryoo SM, *et al*. Predicting the occurrence of hypotension in stable patients with non-variceal upper gastrointestinal bleeding：point of care lactate testing. *Crit Care Med*. 2015, **43**（11）：2409-2415.
74) McKeever TM, Hearson G, Housley G, *et al*. Using venous blood gas analysis in the assessment of COPD exacerbations：a prospective cohort study. *Thorax*. 2016, **71**（3）：210-215.
75) Bloom BM, Grundlingh J, Bestwick JP, *et al*. The role of venous blood gas in the emergency department：a systematic review and meta-analysis. *Eur J Emerg Med*. 2014, **21**（2）：81-88.
76) Quigley EM, Hasler WL, Parkman HP. AGA technical review on nausea and vomiting. *Gastroenterology*. 2001, **120**（1）：263-286.
77) Gadsby R, Barnie-Adshead AM, Jagger C. A prospective study of nausea and vomiting during pregnancy. *Br J Gen Pract*. 1993, **43**（371）：245-248.
78) Gray DW, Dixon JM, Collin J. The closed eye sign：an aid to diagnosing non-specific abdominal pain. *BMJ*. 1988, **297**（6652）：837.
79) Anyanwu AC, Moalypour SM. Are abdominal radiographs still overutilized in the assessment of acute abdominal pain? A district general hospital audit. *J R Coll Edinb*. 1998, **43**（4）：267-270.
80) Mirvis SE, Young JW, Keramati B, *et al*. Plain film evaluation of patients with abdominal pain：are three radiographs necessary? *Am J Roentgenol*. 1986, **147**（3）：501-503.
81) Kellow ZS, MacInnes M, Kurzencwyg D, *et al*. The role of abdominal radiography in the evaluation of the nontrauma emergency patient. *Radiology*. 2008, **248**（3）：887-893.
82) Barrabés JA, Figueras J, Moure C, *et al*. Prognostic value of lead aVR in patients with a first non-ST-segment elevation acute myocardial infarction. *Circulation*. 2003, **108**（7）：814-819.
83) Barrett TW, DiPersio DM, Jenkins CA, *et al*. A randomized, placebo-controlled trial of ondansetron, metoclopramide, and promethazine in adults. *Am J Emerg Med*. 2011, **29**（3）：247-255.

救急医としての知識，技術をどうやってアップデートするか

佐藤信宏

初期研修医のうちは，上級医がいろいろ教えてくれますし，様々なセミナーや参考となる書籍もたくさんあります．しかし，後期研修医以降になると，仕事や私生活でますます忙しくなり，本1冊をじっくりと読み込むという時間は減ってくるのではないでしょうか？

そこで，どうやって知識・技術をアップデートしていけばいいのか，ここではそのいくつかを紹介したいと思います．

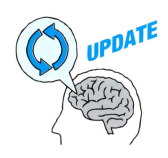

On the job training

臨床現場で，他の救急医はもちろんのこと，他科の医師からも教わることは多くあります．また，後輩を指導することでも，自身が学ぶことができます．他の人に教えるということは，実は自身が最も多くのものを吸収しているのです．学習のピラミッドを知っていますか？

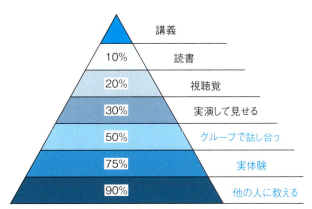

平均的な学生の学習定着率（Learning Pyramid）

Source：National Training Laboratories, Bethel, Maine

Off the job training・勉強会

多くの off the job training コースや勉強会があります．コースを受講することも，指導することも，多くの勉強になります．すばらしいコースが多数ありますが，下記にそのいくつかを載せておきます．

＜蘇生＞

BLS：Basic life support

アメリカ心臓協会の一次救命処置のコースです．

ACLS：Advanced cardiovascular life support
アメリカ心臓協会の二次救命処置のコースです．心停止だけでなく，急性冠症候群や脳卒中も含みます．

PALS：Pediatric advanced life support
アメリカ心臓協会の小児の二次救命処置のコースです．乳児，幼児の呼吸・循環の評価と管理を学べます．小児の対応は，救急医にとって必須です．

ICLS：Immediate cardiac life support
日本救急医学会の蘇生コースです．突然の心停止に対する最初の10分間の対応と適切なチーム蘇生を習得することを目標としています．

NCPR：Neonatal cardio pulmonary resuscitation
日本周産期・新生児医学会による，新生児の心肺蘇生法のコースです．救急医をしていると，墜落分娩などに遭遇することがあり，勉強しておいて損はありません．

ALSO：Advance life support in obstetrics
周産期救急に対処できる知識や能力を習得するためのコースです．産科救急も知っておきたいですね．

JMECC：Japanese medical emergency care course
日本内科学会が行っている，内科救急＋ICLSのコースです．

＜外傷＞

JPTEC：Japan prehospital trauma evaluation and care
外傷に関する病院前救護のコースです．ドクターカーやドクターヘリに関わる場合はもちろん，救急隊との共通認識のために知っておきたいところです．

JATEC：Japan advanced trauma evaluation and care
外傷診療に必要な知識と救急処置を学ぶコースです．外傷診療の基本になります．

＜集中治療＞

FCCS：Fundamental critical care support
米国集中治療学会が行っているコースのひとつです．集中治療の基礎知識が学べます．

＜災害＞

MCLS：Mass casualty life support
日本集団災害医学会による多数傷病者への医療対応の標準化を目指したコース．

MIMMS：Major incident medical management and support
大災害時の医療の組織体系や対処法などを講義・訓練するイギリスのコース．

●● 論文を読む

医学は常に進歩しています．継続的に学術雑誌をとおして学習していく習慣は身につけておきたいところです．

メジャーな雑誌としてはThe New England Journal of Medicine（NEJM），Lancet，The Journal of the American Medical Association（JAMA），British Medical Journal（BMJ）

など，救急領域の雑誌としては Critical Care Medicine, Journal of Trauma and Acute Care Surgery, Resuscitation, Annals of Emergency Medicine などは押さえておきたいところです．とはいえ，定期的にすべての学術雑誌に目をとおすのはなかなか大変ですから，下記のメーリングリストやアプリなどの利用がお勧めです．

＜メーリングリスト＞

　メーリングリストを利用することで，勉強会や最近の面白い文献の情報などを手に入れることができます．

　・総合救急医学研究会（EM Alliance）

http://www.emalliance.org/

ER 型救急の NPO 法人です．私（佐藤）が代表幹事をしていますが，お勧めです．

　・集中治療教育研究会（JSEPTIC）

http://www.jseptic.com/

集中治療の NPO 法人です．FCCS コースの運営や雑誌『INTENSIVIST』を発行しています．

　・日本感染症教育研究会（IDATEN）

http://www.theidaten.jp/

感染症セミナーやケースカンファレンスも定期的に行っています．

　・EvidenceAlert

https://plus.mcmaster.ca/EvidenceAlerts/Default.aspx

カナダ McMaster University によるサイト（英語）ですが，ここに登録（無料）して，自分の興味ある分野を指定すると，定期的にその分野の新たな文献情報がメールで来ます．

＜アプリ＞

　・Feed reader（いわゆる"RSS リーダー"アプリ）

フィードとは，ウェブサイトに新着記事が公開されるたびに自動更新される情報のことです．一般的に RSS や XML，Atom といったフォーマットで記述されているため，RSS リーダーなどとも呼ばれています．サイトに登録すると，そのサイトの新着記事を読むことができます（無料）．NEJM，JAMA や Annals of Emergency Medicine などの RSS が確認できます．

＜Podcast＞

　NEJM，JAMA，Annals of Emergency Medicine などでトピックが音声で聞けます（無料）．

研究と論文作成

　学会発表や論文作成をするためには，様々な過去の論文を読む必要があります．これも，自身の知識のアップデートにつながります．

　また，出版社などから書籍や雑誌への執筆依頼，あるいは講演依頼などを受けることもあるかもしれません．これらも大変有用です．例えば，本書の原稿執筆のためにはやはり多くの勉強が必要でした．そうしなければ，皆さんに読んでいただける本は作れません．

Mission 4

便秘・腹部膨満患者に対応せよ！

★ 便秘症状を訴える患者さんには必ず服用薬を確認する
★ 必ず器質的疾患（二次性便秘症）を除外する
★ 便秘の原因を特定できなくてもよいが，便秘薬処方で終了ではない
　ERの場では，便秘や腹部膨満症状の原因を特定できるほうが少ない．原因が特定できない場合は，入院で継続観察．
★ 妊娠可能な女性患者には，妊娠の可能性を確認する
　ついつい及び腰になってしまうが，「妊娠の可能性」の確認は重要．
★ 尤度比（ゆうどひ）を知っておく

1. 患者が来院するまでにしておくべきこと

Golden hour の支配を成功させるための事前準備

　自施設のかかりつけ患者さんであれば，事前に情報の確認ができるでしょう．また，かかりつけでなければ他医療機関に通院しているのかどうか，確認できるとよいですね．

◇**消化器系疾患で通院**
　消化器系疾患での開腹術の既往があるか？　腸閉塞で入院歴があるか？　悪性腫瘍のためモルヒネ系薬剤を内服しているか？　腹水貯留が起こり得る慢性疾患（肝硬変など）があるか？　など，やはり消化器系疾患の既往歴を軽く押さえておくとよいでしょうね．

◇**循環器系疾患で通院**
　降圧薬のCa拮抗薬は便秘を起こしやすい薬剤として有名です．また，利尿薬も便秘を起こしやすい薬剤です．腹部膨満の原因として腹水貯留はあり得るので，うっ血性心不全の既往があるかも確認しましょう．

◇**脳血管疾患で通院**
　脳血管疾患自体が特別に便秘症を来しやすいというわけではありませんが，後遺症によっては身体活動性が低下し，"ふんばり"が利かなくなることがあると思います．また，症候性てんかんで抗痙攣薬を内服している場合は便秘の原因になり得ま

すし，パーキンソン病（パーキンソニズム疾患）も自律神経障害からの便秘を起こしやすいです．

◇糖尿病などの代謝性疾患で通院

糖尿病は自律神経障害を来す代表的疾患ですね．便秘も来しやすいです．その他に甲状腺機能低下症も便秘を起こしやすいといわれています．

◇精神疾患で通院

うつ病，神経性食思不振症による食事摂取量低下自体による便秘もありますし，三環系抗うつ薬などの抗精神薬も便秘を起こしやすいといわれています．

❖ "心構え"としての事前シミュレーション

ほぼ毎章，同じことを書いています．

便秘・腹部膨満症状を訴えている患者さんを診療するに際して，事前に鑑別診断を考えておく，という意味では全くありませんので，くれぐれも誤解なきように！　逆説的ですけど，かえって"頭のなかをまっさら"にしておいたほうがよいのではないかと思うこともあります（本書も後半になってきていて，今までの本書内での記述と整合性があるのかどうか，やや不安のあるところではありますけど……）．

「数日前から便秘が続いていて，それに伴って今日"呼吸が苦しくなった"」といって受診する患者さん，きっといると思います．思わず，「なんだ，それぇ⁉」なんて思っちゃうこともあるかもしれません（笑）．でも，そもそも，それって患者さんの責任ではありませんよね．

特に開業医からの紹介患者さんに少なくないのですが，紹介状に"便秘症"などと記載されていると，どうしても便秘に関連した問診や身体診察に重点が置かれてしまい，結果的に消化器内科医にコンサルトして「あとは消化器内科にお任せしちゃえ！」となることはときどきあります．ほんと申し訳ないのですけど……，特にERが患者さんでごった返しているときは．

そんなときに限って，しばらくして消化器内科の先生から「先ほどの患者さん，診察してみたのですけど，消化器疾患ではないような気がしますけど——」なんていわれ，結果的に消化器内科の先生にも，そして何よりも患者さんに迷惑をかけてしまうことがあったような気がします．

正直，ERですから，そういうことが起こることも仕方ない側面はあります．筆者も「あちゃ〜っ！　紹介状の記載を見て消化器内科にコンサルトしちゃったのは，まずかったなあ〜〜」なんて思うこと，いっぱいやらかしてきました．

救急医は，速やかに原因疾患の"あたりをつけられる"臭覚とでもいいますか，そういった感覚を身につけることも必要ですけど，**先入観を持ち過ぎてしまうのもかえって「ERでの時間を支配する」ことからは遠ざかってしまう**ことがあるので，注意が必要だと思います．

料理も診療も，途中の"味見"が大切です！

　仮に，患者さんが便秘または腹部膨満症状で来院（搬送）されたとします．

　実は，その患者さんの知人が最近，大腸癌で手術していました．患者さんは，ここ数日間の便秘症状からふと「自分もひょっとして大腸癌では？」と，急に不安な気分になりました．「自分はまだまだ死ねない，家のローンだって残っているし……」――そう考え始めた途端，急に今まで感じたことのない息苦しさを自覚して，思わず近医を受診した（あるいはどうしようもなく救急車を要請してしまった）――という患者さんかもしれません．

　当然，患者さんのそこまでの気持ちの背景なんて知る由もありませんから，診療では"便秘症状"について問診，身体診察，検査を実施していくしかありませんよね．でも，診療の途中で「今までの診察の結果では，今のところ大きな問題なさそうですね」と説明したとき，**患者さんの表情やちょっとした発言に注意して耳を傾けること**，大事だと思います．

　「お腹のX線検査では，大きな問題はなさそうですよ」の言葉に，「あ～，よかった！」と，ほっとした表情を見せたとしたら，少なくとも患者さんの"期待していた答え"とは，大きくかけ離れていないということはわかりますよね．

　でも，そこで「先生，癌はなさそうですかねえ？」なんて，患者さんから質問が出たとしたら，どう答えますか？「お腹のX線検査は"癌"を見つけるための検査ではありませんから，そもそもわかりません」と淡々と答えるのか．あるいは「なるほど．どうしてそれが心配なのか，聞かせてもらえませんか？」と聞き返すか．そうした対応の仕方次第で，患者さんの気持ちやその後の診療経過が変わってくると思うのです．

　この場合，この患者さんの"受診した動機"を診療の途中でうまくキャッチしておかないと，診療の最後になって「今まで診察や検査に費やした時間は，いったいなんだったんだ!!」なんてことになりかねません．

　診療の過程を料理に置き換えれば，「適宜，（診療の）味見をしていくこと」が大事なのだと思います．特に，簡単だと思っている料理（患者さん），何回も作っている料理（診たことがありそうな患者さん）ほど，途中で"味見"なんてしなくなってくるものです．だって，面倒くさいから（笑）．

　そして，患者さんは便秘症状での受診だし，そもそも独歩可能だし，一見して明らかに重症ではないから，etc.――「腹部単純X線で腸閉塞所見がないかどうかくらい見とけば，いいんじゃないかなあ～？」と考え，腹部単純X線撮影をスタッフに指示します．看護師さんには，「X線の結果が出たらまた呼んでね．そのとき，ベッドのところにご家族も一緒に呼んでおいてよ，結果の説明して帰せると思うから」みたいな指示も忘れません．

　まあこんな感じで，救急医として「自分もそこそこできるようになってきたかな

あ」なんて思いながら（笑），他の患者さんの診療を再開します．

　でも，永年の救急医としての経験からいえば，**途中の"ちょっとの味見"が重要**なんですよ．"いつもどおりの味"（想定内ということ）ならOK！　そのまま診療を継続してもよいのです．でも，たまあ〜に「あれっ!?　なんでこんな味になってんだ？　あっそうか，砂糖と塩を間違えてたんだ！」っていうこともあるのです．味見とは，いわば工程が順調に進んでいるかどうかの"確かめ"ってことですね．

事前シミュレーションとにずれが生じたら，速やかに"計画修正"です

　「この患者さん，便秘でお腹が張って苦しくて受診したんだったな〜」と思いながら診療を続けていたら，途中で患者さんが急に「先生，実は最近，高血圧でかかりつけの先生のところで超音波ってものやってもらって，動脈に"こぶ"ができているっていわれたんですけど，このお腹の張りは"こぶ"とも関係しているんですかねえ？」なんていわれたとしたら，「えっ，最初にいってよ!?」という気にもなりますよね．便秘症状にいちいち超音波はしない（この場合，したほうがよかったですけど）（笑）し……．でも，ここで患者さんの受診動機に耳を傾けて，患者さんの心配の軽減と腹部の張りの原因検索のために，腹部造影CTを撮影すれば，なんとか方向修正はできるでしょう？

　または，当初は一見軽症に見えた便秘症状の患者さんでも，血液検査で「えっ，なにっ!?　この肝機能，高っ！」とか，「どうして，こんなにHb値が低いんだ？」とか，当初の想定と違う結果が出てきたら，やっぱり最初に思い浮かべていた原因疾患を大幅に修正する必要が出てきますよね．

　まだ料理の途中なら，味見をすれば方向修正が可能ですし，本当にしゃれにならないくらいマズかったら，最初に戻って新たに作り直したっていいんです．でも，それはERの現場では避けなければならないこと，なのです！

　すでに患者さんとご家族には「大した病気じゃなさそうですね」的なオーラをぷんぷん匂わせておいて，帰宅させてよいか，入院させたほうがよいか，専門医へのコンサルトをすべきか，何科の医師にコンサルトをすればよいか——そうしたdisposition を決定する段階になって，「本日は入院の必要はありません．お帰りいただいて結構ですよ」なんて，今まさに患者さんに説明しているときに，実は血液検査結果の一部を見逃してしまっていたことに気づいたとしたら——．

　「えっ，思ってたのと違うっ!!」となって，「すいませんが，もう少し詳しくCT撮影してみますね．その結果によっては，専門医に診察を依頼するかもしれません」なんていっている情景が目に浮かんでしまいます．繰り返しになりますが，それはERの現場では避けなければならないこと，なのです．当施設での話ですけど，忙しいときほどこういうことが結構あります．異常値ほど，測定結果がなかなか出てこないことがあって，気づくのに遅れてしまうんです．

この，途中のほんのちょっとの"診療中の味見"を忘れずにできるかどうか――これも"ERでの時間を支配できる"大切な要素ですので，どうぞ忘れずに．

2. 来院後から最初の5分で実施すべきこと

バイタルサインが安定していても，
注意が必要な患者さんがいます

便秘・腹部膨満症状を訴える患者さんに限らず，いかなる患者さんにアプローチする際でも，まず何よりも**バイタルサインが安定しているかどうかの確認が重要**ですね．バイタルサインが安定していると判断できた際には，少し落ち着いて次のステップに進めばよいと思います．

ショック状態ではないけど"急ぐべき"患者さん

便秘・腹部膨満症状を認める患者さんで，バイタルサインは安定（というよりは，"とりあえず維持されている"という表現のほうが妥当かもしれませんね）していても，対応を"急がないと"急変してしまう可能性が高い患者さんが存在します．

まずは，そもそも便秘・腹部膨満症状が比較的急性（数日～1週間程度）に起こった場合は注意が必要だと思います．なかでも，ほぼ便秘や腹部膨満症状のみで"特徴的な随伴症状を呈さない"という場合は，なかなか曲者（くせもの）で厄介なんですよね．

基本的な考え方としては，だいたい以下のふたつに集約されるのではないかと思います．

> ①緊急手術（緊急内視鏡も含む）が必要になる患者さん
>   ・消化器系手術（消化管穿孔，絞扼性イレウス，ヘルニア陥頓，など）
>   ・血管外科系手術（腹部大動脈瘤切迫破裂）
> ②血液検査で異常値を認める患者さん
>   ・尿閉（膀胱が著明に拡大）による急性腎後性腎不全
>   ・慢性的な消化管出血（悪性腫瘍など）による貧血

仮に患者さんの状態が安定していたとしても，上記を見つけたら/認識したら，消化器外科医にコンサルトするか，緊急輸血をオーダーするか，"直ちに行動に移す"必要があります．決断するまでの時間が，患者さんのその後の運命を左右するかもしれないことを十分自覚しておく必要があります．

ですから，

"落ち着いている"かどうかは自ら判断しましょう

はい，そういうことです．そういうことなのですけど……．

この"患者さんは落ち着いている"という判断，実際はなかなか簡単ではないのですよね．経験を積み重ねれば積み重ねるほど，奥が深いと思います．何をもって，いったい目の前の患者さんが"落ち着いている"，"安定している"と判断するのか？

Mission 0 でも述べましたが，患者さんの表情や姿勢，呼吸数，血圧値，体温，意識状態など複数の項目で判断することで確かに精度は上がると思います．でも，患者さんが"落ち着いている"のと"落ち着いていない（＝不安定な状態）"の境目はどこなのか？　1項目でも正常でなかった場合，患者さんは"落ち着いていない（＝不安定な状態）"と判断すべきなのか？　その疑問に対して，残念ながら成書も，先輩医師も，筆者のような指導医でさえも正確に答えることはできないのです．

・**目の前の患者さんがショック状態かどうかは，自分自身で判断すること**

同じく，

・**目の前の患者さんが落ち着いているかどうかも，自分自身で判断すること**

突き詰めれば，そういうことになるのです．

『決断しないことは，ときとして間違った行動をとるよりもタチが悪い (Indecision is often worse than wrong action.)』
——ヘンリー・フォード（1863～1947）　フォードモーターカンパニーの創設者

読者の先生方には是非，このヘンリー・フォードの言葉を噛みしめてもらいたいと思います．自分の判断・決断・行動が間違っているかどうかは，"やってみなければわからないこと"．そして，「あれっ，違ったのかも？」と思ったら，即座に方向修正すること．繰り返しますが，決断するまでの時間が患者さんのその後の運命を左右するかもしれないことを，十分に自覚しておく必要があります．

3. 来院後から最初の15分で実施すべきこと

すべての患者さんに点滴入れて初期輸液を開始しましょう

はい，そのとおりです．

患者さんの状態が落ち着いていれば，急速輸液でなくて結構です．ERでの救急医療とは，必要になったら実施するというスタンスよりも，**必要でないと判断された時点で中止する**ほうが何倍もいい．酸素投与，各種モニター，採血，点滴ルート，

すべてそうです．「必要か必要でないかに迷ったら，ごちゃごちゃいわずやっといたほうがいい」という考え方がよいと思います．そこに貴重なERでの時間を費やすのは，もったいないな～と思うのです．

そして他所でも記載しているように，末梢静脈ルート確保の際には，血液検査も一緒にオーダーしましょう．ルーティンとして白血球数，Hb値，血小板数のチェックに加えて，肝機能（GOT，GPT，γ-GTP），腎機能（BUN，Cre）といった臓器障害に関わる項目も合わせてチェックしましょう．血液型，感染症の有無も忘れずにチェックしておきたいところです．とにかく"できるだけ多くの項目"をチェックしておきましょう．

何かの異常値を見つけたとすれば，それが原因疾患の鑑別につながるかもしれないのですから．

鑑別疾患を考えてから
"チェックすべき血液検査項目を検討する"
のは時間のムダ！

筆者は，そう思っています．

"ERでの時間を支配する"というコンセプトにおいて，「何を検査項目としてチェックしようか？」と悩むことに"時間をかける"くらいであれば，できるだけ多くの検査項目をまずはチェックしてみましょう．時間のムダを少しでも省けると思うのです．

「たかだか便秘症状ごときで，わざわざ血液検査する必要ってありますか？」という意見は，確かにあってしかるべきです．

でも「ここ数日，いつものような排便がない（便秘症状）」とか，「なんとなく昨日からお腹が張った感じがして苦しい（腹部膨満症状）」といった症状の患者さんが，血液検査で①すごい貧血だった，②肝胆道系酵素が著明に上昇していた，③腎機能障害を認めた，といった「えっ，びっくりっ‼　思っていたのと違う」なんてことは，……やっぱりありますよ．

仮に①～③だったとして，それが"鑑別診断にすぐに役立つか？"といえば，必ずしもそうではありません．それでも，ERで診察している医師にとっては，行動を大きく変えなければならない理由にはなるでしょう．

「緩下剤だけ処方して帰すのは，危ないかもな～～」

「画像検索やっといたほうがいいだろうな」

「他科の先生にコンサルトしたほうがいいかもしれないな．でも，どの専門科にコンサルトするのがいいんだろう？」

このような想いが自分のなかに出てくればいいのです．これこそが，いわゆる**"ERで地雷を踏まない"第一歩**だと思うのです（笑）．

問診ポイント

便秘症状の問診ポイントとしては，筆者はだいたい以下の項目を確認するようにしています．

> ①発症時期：急性発症なのか，以前から繰り返す慢性経過なのか
> ②随伴症状の有無：体重減少，嘔気・嘔吐，腹痛，発熱
> ③既往歴・内服薬：便秘を起こしやすい薬剤が含まれていないか
> ④便性状：血便を伴っているかどうか

それから，便性状として血便の有無（患者さんには「最近の便の色は，これまでと変わりありませんか？ 便に赤い血は付着していませんでしたか？」などと聞くようにしています）も問診で確認していますね．

薬剤由来の便秘はかなり多いです

便秘を起こしやすい薬剤

だいたい，表16にまとめた薬剤くらいを確認できればよいでしょうか．

基本的に"排便"は，副交感神経作用（コリン依存性）によって行われるものですから，"抗コリン作用"を持つ薬剤はおしなべて便秘を引き起こし得ると考えておいてよいかもしれません．それから，抗ヒスタミン薬などは総合感冒薬にも入っていて，市販薬でも便秘を引き起こすことがあることを知っておくとよいですね．

ただし患者さん（ご家族も含めて）は，内服している薬剤の正確な効能や副作用などを必ずしも理解しているものではありません．「血圧のくすり」，「胃ぐすり」，「睡眠薬」，「からだの調子を整えるくすり」といったくらいの認識でしかないことが多いです．ですので，内服薬の内容を聞くよりも「お薬手帳は持っていますか？」と聞いてみて，実際の処方内容を確認してみるのがよいでしょう．救急隊にも薬剤手帳を持参してもらうよう指示しておくとよいですね．

表16　便秘症状を引き起こしやすい薬剤一覧

循環器系	Ca拮抗薬，利尿薬
消化器系	制酸薬
精神科系	パーキンソン病治療薬，向精神薬，三環系抗うつ薬，抗痙攣薬
鎮痛薬	モルヒネ，フェンタニル
その他	抗コリン薬，抗ヒスタミン薬，鉄剤

早期妊娠の診断における信頼性の高い病歴上の質問項目は存在するのでしょうか？

　画像検査を実施する前に妊娠可能な女性には，その可能性を聴取しておきましょう．しかし，残念ながら，100％の精度で妊娠を除外できる質問項目はありません．
　ERで血清中の定性的ヒト絨毛性性腺刺激ホルモン（HCG）測定により妊娠が確定した女性患者において，いかなる質問項目の組み合わせが妊娠をできる限り除外できたかについて検討した報告[84]があります．
　以下の3つの質問項目について，いずれも回答が「Yes」であった場合，患者さんは妊娠している確率が最も低いというものでした．

①最終月経は普段どおりに来た
②「自分は妊娠していない」と考えている
③「自分は妊娠し得る可能性はなかった」と考えている

　しかし，**上記3項目がいずれもYesであったとしても，10％の確率で妊娠を見逃してしまう**こともまた明らかとなっています．したがって，問診のみで完全に妊娠の可能性を除外できないことは確かであり，妊娠しているかどうか確実に診断したい場合には，現時点では検尿による妊娠反応検査を実施すべきだと思います．検査室という理想的な状況下では，感度・特異度ともに100％という報告[85]もあります．
　ただし，放射線を使用する画像検査の前に，ある程度妊娠の可能性を除外できるという意味で，上記3項目は，覚えやすく，（比較的）聞きやすい項目ですので，覚えておいて損はないと思います．

尤度比（ゆうどひ）を知ってますか？

　"ERでの時間を支配する"お話とは，まーったく関係のない話をしたいと思います（笑）．
　本書もそうですけど，様々な文献報告で「○○の検査の感度△％，尤度比□」なんて記載されているの結構見かけませんか？　ここでおさらいしておきましょう．

◇**感度（sensitivity）：その疾患の人には"あるはず"な所見**
　身体診察上で得られる"所見"が疾患の診断において感度100％ということは，その疾患の患者さん全員にその"所見"が見られるということです．感度90％であれば，その疾患の患者さん100人のうち90人にその所見を認めるが，10人には認

めないということになります．すなわち，ある特定の疾患の人がちゃんと"その疾患"と診断できるか，その物差しになります．いい換えれば，その**疾患でない人（健康な人）に，"所見"が見られるのかどうかは"感度"からはわからない**ということになります．

感度（Sensitivity）＝a/a＋c

検　査	疾患あり	疾患なし
陽性	a	b
陰性	c	d

結論 ⇒ 感度が十分高い検査所見が"陰性"だったら，『その疾患である可能性は低い』ということです．

◇**特異度（specificity）：その疾患でない人には"ないはず"な所見**

身体診察上で得られる"所見"が疾患の診断において特異度100％ということは，その疾患でない人には"所見"は全く見られないということです．特異度90％であれば，その疾患でないとわかっている（健康な人）100人のうち90人にはその"所見"は見られないが，**"その疾患ではない（偽陽性）"**10人にも見られないということになります．

すなわち，ある特定の疾患ではない人をちゃんとその"疾患ではない"と診断できるか，その物差しになります．いい換えれば，その**疾患である人に，"ある所見"が見られないのかどうかは"特異度"からはわからない**ということになります．

特異度（Specificity）＝d/b＋d

検　査	疾患あり	疾患なし
陽性	a	b
陰性	c	d

結論 ⇒ 特異度が十分高い検査所見が"陽性"だったら，『その疾患である可能性が高い』ということです

普段から感度・特異度という言葉で，様々な身体所見や検査の精度などを議論しますが，疾患の診断に際して，それぞれ持つ意味が異なるということを理解しておきましょう．特異度の高い所見は疾患の診断に寄与する（確定診断）もので，感度の高い所見は疾患の除外に寄与する（除外診断）ものです．

感度・特異度をおさらいしたところで，次に尤度比について考えてみましょう．

🔷 尤度比（Likelihood ratio：LR）とは

【症例】：数日前からの便秘と腹部膨満を主訴に，独歩で受診した70代の患者さん．半年前に自院で大腸癌の切除術を受け，現在，定期的に通院中．

病歴聴取と身体診察所見からは，現時点であなたが下した最も確からしい臨床診断は，「癒着性腸閉塞」でした．そこで，より診断の精度を上げるために，あなたは腹部造影CT検査を実施しました．

腹部造影CT検査の結果，一部"腸管が癒着している所見"を認め，やはり癒着性腸閉塞が疑わしいとの判断になりました（腹水貯留なし，腸管血流不全の所見なし，便貯留も多量でない，以上から絞扼性腸閉塞および便秘の診断は除外）．ここ

で，腹部造影CT検査は"腸管が癒着している所見"の同定について感度60％，特異度80％だったとします（ただし，これは実際の臨床データではありません．あくまでも考え方のシミュレーション）．

質問1：腹部造影CTを施行して，この患者さんが癒着性腸閉塞であることの確かさは何倍に上昇したでしょうか？

——腹部造影CTでの"腸管癒着所見"の感度60％，特異度80％ですから，それぞれ癒着性腸閉塞の患者さん100人，癒着性腸閉塞でない患者さん100人いたとして，下表のごとくなりますよね．

	癒着性腸閉塞である	癒着性腸閉塞でない
癒着所見あり	60人	20人
癒着所見なし	40人	80人
合　計	100人	100人

そこで，陽性尤度比（LR＋）は，（60/100）÷（20/100）＝3　となります．つまり，腹部造影CT検査で腸管癒着所見を認めた場合には，癒着性腸閉塞であることの確かさは"3倍増加する"ということです．

このように，ある検査で所見が陽性となったときに，どれだけその陽性結果が病気らしさにつながるか（という尤もらしさ）を表すのが，この"LR＋"なのです．すなわち，結果が陽性であれば，診断確定の可能性が何倍になるかということを表す数値といえます．

質問2：疾患の診断において"ある検査所見"が陽性であったが，その検査所見の感度50％，特異度50％であった場合のLR＋は？

——それぞれ，疾患である患者さん100人と疾患でない患者さん100人がいたと仮定すれば，下表になります．

	疾患である	疾患でない
検査で陽性	50人	50人
検査で陰性	50人	50人
合　計	100人	100人

そこで，LR＋は（50/100）÷（50/100）＝1　となります．すなわち，疾患の確かさは"全く変わらない"ということです．

なんと！　感度50％，特異度50％の検査をやっても，疾患の診断には全く役立たない．やってもムダ！　診察の結果で判明する何らかの臨床所見ならば，その臨床所見を確認するための診察時間そのものがムダ！　ということになります．「感度50％，特異度50％」というと，「そこそこイケそう」的なニュアンスじゃありませんか？　でも，実際はそんなものなのです．

　所見や検査結果の感度というものは，患者さんがなんらかの疾患である可能性（あるいはそうでない可能性）を示すだけですが，LRはER診療の現場で本当に知りたいこと，つまり「陽性のときに，疾患の可能性がどれくらいあるか（陽性的中

表17 尤度比と疾患確率の変化

尤度比	確率の変化	疾患ありに対する impact
10	45%	かなり高くなる
5	30%	結構高くなる
2	15%	少し高くなる
1	0	全く変わらない
0.5	−15%	少し低くなる
0.2	−30%	結構低くなる
0.1	−45%	かなり低くなる

(文献86より一部改変)

度)」を示してくれます．ちなみに，検査前確率が10％〜90％の間では，おおまかですが表17の関係が成立するようです[86]．読者の先生方も，これを機会に是非知っておくとよいと思います．

> 患者さんの腹部診察で，
> 膨満している"モト"を判断しましょう

 腹部診察のポイント

"腹部膨満症状"を訴えている患者さんの膨満の原因は，およそ①気体，②液体，③腫瘤の3つに大別されます．

ですので，腹部診察では視診，触診，打診により①〜③のどれが腹部膨満の原因になっているのか，"アタリ"をつけてよいのです．それにより想定される原因疾患が変わってきますから．でも，あくまでも"アタリをつける"程度にとどめておきましょう（笑）．

---
①気体：単なる腸管ガス，腸閉塞
②液体：肝硬変，心不全，癌性腹膜炎，腹部大動脈瘤破裂
③腫瘤：肝腫大，子宮付属器腫瘤，腹部大動脈瘤，膀胱（尿閉による腫大）

腹部膨満症状を訴えて受診された患者さんに，ずーっと触診と聴診を丁寧にやり続けていたとしても，結局は「診察の結果，腸管ガスだと思うのですけど，でも腹水も貯留しているかもしれませんので，エコーをやってみます」となることが多いと思うのです．で，ERではもうひとりの患者さんが，診察を今か今かと待ちぼうけなんて状況──，やっぱりあるんですよね．

決して，丁寧な身体診察を否定しているわけではありません．しかし，もはや指導医クラスと呼ばれる世代の筆者自身ですら，「医師としての身体診察能力が上手か」と聞かれても「そんな能力，とっくにないですよ」としか答えられません．ほんと，身も蓋もないことで申し訳ありませんけど……．

研修医の先生の診察を見ていて，「おーっ，丁寧に聴診しているなあ〜，感心感

心」とか,「打診のやり方が上手だな〜」とか,ましてや「肝腫大の触診方法をよく体得しているな〜」なんて思うことは,そうそうないですな(笑).いや,ほんとすいません.

それよりも ER においては,「診察して腸管ガスが貯留しているように思えます.自分なりに腹部エコーをやってみて,明らかな腹水貯留はなさそうでした.ただ,自分にはまだ自信がありません.腹部触診で,少しですが圧痛を右下腹部に認めました.一応,腹部 CT を撮影してみたほうがよいでしょうか?」なんていわれたら,筆者は「この研修医,しっかりしているな〜,なかなかできるぞ!」なんて,一気に信頼度が UP! です.

腹部視診で膨隆所見を認めた場合,原因疾患の鑑別に役立つのでしょうか?

仰臥位で側腹部に膨隆(bulging flanks)を認めた場合,「腹水貯留」の感度は 81%,特異度が 59%[87]で,残念ながら参考程度でしかありません.そのようなときに推奨されるのは,迅速かつ簡便さの観点から超音波検査です.

腸閉塞の診断に対して"腹部膨満"が見られた場合の感度は 58%,特異度 89% との報告[88]があります.まあ,まずまずの精度といったところでしょうか.

腹部打診によって腹水貯留の有無を判定できるのでしょうか?

確かに,腹部打診によって腹水貯留の有無を判断できるとする記載を成書で見かけます.

腹水における打診の有用性については,急性腹症患者を対象とした研究ではありませんが,仰臥位で側腹部の濁音(flank dullness)を認めた場合の感度は 84%,特異度は 54%,さらに体位によって濁音界の境界移動(shifting dullness)の感度は 77%,特異度は 72% であり,打診により腹水を疑う所見を得ることができる[87]とされます.

でも,やっぱり自分自身に嘘はつけませんよね(笑).筆者には,「これが腹水貯留の所見だよ」なんて,とても無理ですから! とてもとても成書の記載どおりの感度や特異度を叩きだせる精度での打診技術を持ち合わせておりません…….

先述の報告[87]でも,最後は『しかし,確定診断には感度・特異度ともに優れている超音波検査などの画像診断を用いるべき』との記述で締めくくられています.本書の一貫したコンセプトですけど,やっぱり問診と身体診察のみで「これだっ!」て,確定診断をつけることは現代の医療では不可能に近いといわざるを得ません.

例えば,「便秘症状と軽度の嘔気で来院されて,腹部触診と打診で腸管ガス像の貯留を認めます.聴診でも腸蠕動音の減少を認めます.半年前にも癒着性腸閉塞で当

院に入院歴がありますので，今回も同じエピソードではないかと思うのですけど」と消化器科の先生にコンサルトしても，「わかりました．一応，腹部単純X線も撮っておいてもらえませんか？」といわれます．いや，それくらいならまだいいです．「血液検査と腹部CTも撮影しといてください」といわれることのほうが多いですよ，実際は．

　それが悪いといっているのでは，決してありません．「そうだよなあ〜，自分がコンサルト受ける立場なら同じことをいうよな」って，ますます実感してしまうのです（笑）．前回と同じ癒着性腸閉塞で入院経過観察していたのなら，「実は絞扼性腸閉塞だった」なんてことは，決して起こってはいけないのです，現代の医療においては．

　「入院させて経過を慎重に見て，前回入院時と症状経過が異なるようであれば，その時点で画像検索を実施すればいいじゃないか？」という，至極正論的な意見も存在するでしょう．でも，そんなに話は簡単じゃないんですよねえ，なかなか正面切って説明しづらいのですけど……．

　筆者の施設でも，消化器外科の先生たちは本当に忙しくて大変です（当然ですが）．毎日，緊急手術のオンパレード．それでも，大変な手術のわずかな合間にいったん手を下ろして，わざわざERに診察に来てくれるのです．それで，癒着性腸閉塞の患者さんに簡潔に入院説明したと思ったら，急いで入院指示を出して，それでまたオペ室に逆戻りなんてことはしょっちゅうです．

　再び手術室に入ってしまった先生に，ましてや手術中の先生に「さっきの患者さん，入院してからまたお腹痛がっているんですよ」とコンサルトしようとしても，そもそも電話になかなか出られません．気の利いたオペ室の看護師さんが，院内PHSを術者の先生の耳に当ててくれて喋ることができたとしても，「すぐに診察に行けないので，鎮痛薬打っといてください」といわれることが少なくないのですよ．

　これは現代の医療事情においては"致し方ないこと"で，ですから救急医ができることは，外科医がERに来てくれたその瞬間に，**すべての判断可能な材料を用意しておく**ことではないかと思います．

　最大限努力して用意した検査結果が，その時点で"その後に状態悪化することが予想できる"結果でなかったとしても，それはもう誰の責任でもないでしょう（もちろん，明らかな見落としや結果のチェックし忘れなどは論外として）．

> ## 便秘症状を訴えている患者さんに"直腸診"は必須でしょうか？

　筆者の個人的結論は"No"です（そういい切ってしまって，大丈夫だろうか？）．
　もちろん，"直腸診は実施しておくべき"と記載している素晴らしい成書は多く存在します．肛門括約筋の評価，直腸内腔の診察，前立腺やダグラス窩など周辺臓器の診察，血便の有無の確認ができるなど，**便秘症状の患者さんに限らず，腹痛を訴**

える患者さんには直腸診を忘れず実施するべきと記載している成書もときどき見受けられますね．

　確かに，直腸診から得られる情報に有用なものがあることは認めます．でも極論すれば，"直腸診では特段異常な所見を認めなかった"という事実ですら，まあ有用といえば，有用なわけです．

　筆者が思うことは，"直腸診によって，果たして他の検査ではわかり得ない事実が判明することが多いのか"ということです．しかも，直腸診は，患者さんにとって非常にデリケートな（医師自身がそのことに気づいていない，もしくはとっくに忘れている）診察法であり，患者さんにとって十分な説明なしに実施してよいものではないと思うのです．

　筆者は，便秘症状に限らず，腹痛症状の患者さんでも下血症状の患者さんでも他の診察や検査結果で，虫垂炎や上部消化管出血が十分疑われると診断がついているのにもかかわらず，直腸診を追加的に実施する意味はどれだけあるのか——という疑問を正直持っています．

　臨床的に虫垂炎と診断がついた患者の 49％に直腸診で圧痛を認め，虫垂炎ではないと診断がついた患者の 48％にも直腸診で圧痛を認めたとする報告[89]があります．要するに，直腸診とは一定程度"痛いと思う"診察なのだと思います（笑）．実際に消化管出血があった患者で，実際に直腸診をして便潜血陽性だったのは 22％，便検査による便潜血陽性は 21.3％とする報告[90]があり，直腸診のみで消化管出血を診断するには無理がありそうです．

4. 来院後から最初の 30 分で実施すべきこと

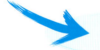

鑑別疾患に迷ったら，単純でよいから
全身 CT 撮影しときましょう！

　全身撮影することで多くの疾患を鑑別できます．
腸管が原因：イレウス，腸重積，S 状結腸捻転，閉鎖孔ヘルニア，大腿ヘルニア
腹腔内の炎症が原因：虫垂炎，憩室炎，腹膜炎
腹腔内腫瘤が原因：腹部大動脈瘤，卵巣嚢腫（茎捻転），子宮筋腫，妊娠（子宮外も
　　　　　　　　　含む），尿閉で肥大した膀胱

　以下に示すのはいずれも筆者自身が経験した例で，自分にとって教育的症例だったと思えるものです．
【症例】：S 状結腸憩室穿孔による腹膜炎による麻痺性腸閉塞を来している患者さん
　本人の自覚症状としては，ここ 1 週間くらいの水様性下痢から引き続いての便秘症状でお腹が張って苦しい，といった主訴でした．自覚症状としての腹痛はさほど訴えていませんでしたが，腹部触診では下腹部に圧痛を認めました．全身状態はそ

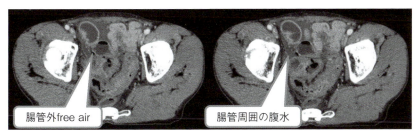

図2

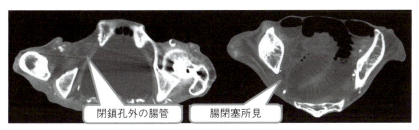

図3

んなに悪くないように思いましたが，顔色が不良なことが印象的でした．

腹部CT（図2）では，S状結腸憩室穿孔（腸管外のfree airと周囲に腹水を認める）による腹膜炎と麻痺性腸閉塞所見を認めました．そのため，患者さんは消化器外科で緊急手術となりました．当初は，「感染性胃腸炎と引き続いての腸閉塞を呈しているのかな？」などと思いながら診察していましたので，「腹部CTを撮影しておいてよかったあ！」というのが，正直なところでした．

【症例】：閉鎖孔ヘルニア陥頓による腸閉塞を来している患者さん

もともと脳血管障害でベッド上での介護生活を必要とする高齢女性が入所中の施設から，ここ数日間排便がなく嘔吐したとのことで搬送されてきました．そもそも意思疎通が困難な患者さんですので，腹痛や嘔気などは訴えようがありません．血液検査では腎機能障害や炎症所見を認めましたが，尿路感染症でもさほど矛盾を感じないように思いました．

しかし，腹部CT（図3，図4）で見事に閉鎖孔ヘルニアが見られ，緊急手術になりました．「点滴，抗菌薬投与で経過観察しないでよかったなあ〜」と思った次第でした．

【症例】：腹部大動脈瘤ステント瘤留置後の瘤内出血を来している患者さん

以前に他院で，腹部大動脈瘤に対してステントグラフト留置されていた患者さんが，腹部膨満により救急車で当院に搬送されてきました．患者さんは腹痛症状を訴えておらず，全身状態も安定していました．確かに，腹部正中に拍動性の腫瘤を認めていましたが，当日そのような膨隆に気づかれたとのことでした．

腹部造影CT（図5）を撮影したところ，留置されたステントグラフト周囲の瘤内に出血（end leak）を認めました．患者さんの全身状態は落ち着いていましたが，このまま保存的に見ていくわけにはいきません．このまま放置すれば，大動脈瘤の

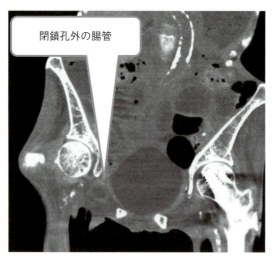

図4　閉鎖孔外の腸管

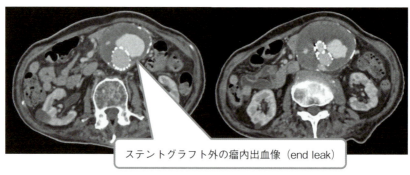

図5　ステントグラフト外の瘤内出血像（end leak）

拡大からさらには大動脈瘤破裂を起こす危険性もあり得ましたので，ステントグラフト留置を実施した他院に連絡して，患者さんは治療目的に早期転院となりました．

　果たして，これらの症例で腹部超音波検査のみでこうした診断ができたかどうか？　そして，血液検査で病態を正しく把握できたのか？　やっぱり，「腹部造影CTを撮影しておいてよかった！」と思ったものです．

腹部単純X線検査は，便秘・腹部膨満症状の原因疾患の鑑別に役立つのでしょうか？

　筆者の経験からは，答えは残念ながら"No"です．
　Mission 1にも言及されていますが，腹部単純X線検査は感度の低い検査です．腸閉塞，消化管穿孔，消化管異物などでは有用となることもありますが，異常がな

いからといって，疾患の存在を除外できるわけではありません．腹部単純X線検査のみで，便秘と診断する方もいます．便塊の貯留があって，確かに便秘症状もあるのかもしれませんが，便秘症状を引き起こす疾患，しかも重篤な疾患が除外できていない場合には，**安易に便秘症と診断することに特に注意が必要**だと思います．

ちなみに，**便秘症状に対する腹部単純X線のLR+は，1.0～1.2と極めて残念な結果**[91]となっています．まさに，"やってもやらなくても診断には関係ない"検査といえるかもしれません．

 血液検査評価のポイント

もちろん，血液検査が便秘・腹部膨満症状の原因特定に役立つということはありません．WBC，CRPが便秘症状の原因疾患の判断に大きく寄与するものではないことも当然です．

血液検査とは，あくまでも貧血所見がないかどうか，肝胆道系酵素の上昇がないかどうか，腎機能障害がないかどうか，炎症所見が高値ではないか，といったことをチェックするためのものです．

身体診察（ERにおいては大雑把でも仕方ありません，ということですから，誤解なきように）をして，画像検索で大きな異常所見を認めず，血液検査で特記すべき異常所見を認めないとなって初めて「この患者さん，帰宅させてもいいかも～」と判断できる，根拠のひとつにはなります．

「血液検査が，便秘症の鑑別疾患に役立つのでしょうか？」という質問に対しては，逆に「血液検査をせずに，患者さんをERから帰宅させてよいという判断を，あなたは自信を持ってできるのですか？」と，こちらが聞き返したいくらいです（笑）！

5. 来院後から最初の45分で実施すべきこと

> **ERでは，便秘・腹部膨満症状の鑑別疾患を挙げることが"目的"ではありません**

成書にはよく，様々な鑑別疾患を列記している表が掲載されていますよね．"便秘・腹部膨満を来す原因疾患"なんて感じで，ほんと多種多様な疾患が記載されています．それ，全部覚えているのであれば，そもそも見逃しなんて起こらないのですけど……ねえ（笑）．

まあ無理です，現実的には．腹痛の鑑別疾患といったって，ごまんとあるのですから．

そもそもERにおいては，鑑別疾患を挙げることよりも，適正なdispositionの決定のほうが何倍も重要です．こんなことをいっては身も蓋もないのですけど，純粋に便秘症状や腹部膨満症状のみで特徴的な付随症状（腹痛など）がなく，かつCT

画像検索でも明らかな疾患の存在を特定できない場合に，それでも果たして（無理矢理）鑑別疾患を挙げる作業の意義って，いったいどれほどのものなのか～～なんて思ったりします．暴言かもしれないことは十二分に自覚していますけどね．

ERの仕事は，"帰してはいけない患者さんを帰宅させない"です

「また同じフレーズ!?」といわれてしまいますが，何度もくり返させてもらいます．それだけ大切なことなんですから．ER診療においてやってはいけないことはいくつかありますが，本来は入院させて経過観察すべき患者さんを帰宅させてしまうことは，決定的にマズい．その**セーフティー・マネージメント**は，"入院させること"に他ならないのです．

先に述べましたが，鑑別疾患を挙げるということは，要するに「症状の原因を特定する」ための臨床プロセスですよね．もちろん，原因疾患が特定できるに越したことはありませんし，そのように診療で努力すべきであることは論を俟ちません．

でも，ERでの限られた時間で原因を特定することが困難なことはままあることです．

便秘・腹部膨満症状の確定診断前の，緩下剤投与や浣腸処置は妥当ですか？

この点についてのエビデンスって，なかなかありませんね～～．うーん，いい切ることは難しいのですけど．

経験的には，便秘症であっても患者さんは非常に激しい痛みを訴える場合があるということはいえますね．ですので，ERでの1時間で緊急介入（緊急消化管内視鏡や開腹手術など）を要する疾患の存在が明らかではないことを前提にして，それでも「この便秘症状の原因はいったいなんだろうか」と迷った場合に，"筆者自身がやってきた"ことは浣腸処置です．

個人的には緩下剤の処方をして帰宅させるよりも，ERにいる間に反応を見ることができる"浣腸処置"のほうが，より好ましい処置かな──くらいに思っています．それこそ，診断的治療といえるのではないですか？

ただし注意すべき点として，浣腸をしてスッキリし，症状がなくなったからといって，安心してはいけません．仮に帰宅してよいと判断したとしても，患者さんおよびご家族には"新たに腹痛などの症状が出た場合"や"帰宅した後の排便に血液が混じっていた場合"などには直ちに連絡して，再受診してもらうように説明しておくのがよいと思います．

6. 来院後から最初の1時間までに決定すべきこと

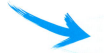
入院させるべき患者さんですか？
帰宅させてもよい患者さんですか？

便秘・腹部膨満症状の患者さんを入院させるか，帰宅させてもよいのか，ERでの基本的な考え方はMission 0で述べたとおりです．繰り返しになりますが記載します．

> ①自覚症状が改善している（ただし，原因が不明であるにもかかわらず，ペンタゾシンなどの鎮痛効果の高い薬剤使用により，"一時的に"症状軽減していることを含むものではありません）
> ②血液検査で特記すべき異常所見がないこと
> ③画像検査（12誘導心電図を含む）で特記すべき異常所見がないこと
> ④症状の原因が特定でき，"入院の必要性が低いもの"と明確に判断できること

上記が揃えば，「そりゃ帰していいだろ！」となりますよね（笑）．当然です．で，**それを誰が判断してくれるのか？** ということです，問題は．

そうです，ERで診療している"**あなた自身**"なのですよ．「えーっ，でも自分ではなかなか判断できないな〜」となりますよね．それ，わかりますよ．でも，いつになったら患者さんのdispositionを"自分自身で判断できる"ようになるのでしょうか？ 初期研修医の2年間が終わったら，ですか？ あるいは後期研修医になった途端に，自信を持って患者さんをERから帰宅させられるようになりますか？ ね，なかなか難しいでしょう？ そこでやっぱり，こういうことになります．

患者さんを帰宅させることに不安を感じたときには，"入院"させましょう

これこそがERにおける究極の"セーフティー・マネージメント"です．

繰り返しますが，患者さんを帰宅させて家で具合が再度悪くなるのと，入院中に状態変化するのとでは患者さん自身，およびご家族が感じる"意味合い"は全く異なります．ただし，仮に入院中であったとしても，入院時の説明でしっかりと状態変化について言及しておく必要はあります．

- 適正に診療および検査したが，それでも現時点で便秘・腹部膨満症状の原因は確定できないこと
- 今後，時間の経過とともに症状が増悪して，新たな症状が出現してくる可能性があること
- そのために入院してもらい，症状および全身状態の経過観察を行うこと
- 万が一状態が変化した場合には，夜間であってもご家族に緊急連絡する場合があること

上記をしっかりと説明したうえで患者さんに入院してもらうことが，ER における"セーフティー・マネージメント"だと思います．

慢性的な便秘症は結構多いです

便秘症状や腹部膨満症状を訴える患者さんを ER から帰すことに不安を感じたら，入院させることはそのとおりです．ただし，いくらなんでも ER 受診した患者さんを全員入院させるのは現実的ではありません．入院病棟のキャパシティーも無限ではありませんから．

今，本書を読んでいる読者の（若き？）先生たちも，そのうち自分自身で入院させるか帰宅させるかの判断（disposition）をしなければならないときが来ます（来てくれなくては困ります）．

で，話を元に戻して，便秘症状を訴えて受診した患者さんを帰宅させるときのことです．ひととおりの診療で"入院させなくてもよい"と判断した場合の話です．たびたび書いていますが，便秘症状を訴える人は世の中に結構多いんです．特に高齢者で，便秘で悩んでいる方は多いと思います．高齢女性の約 34％，高齢男性の約 26％が便秘症状を抱えており，高齢者施設入所者の約 75％は下剤を常用しているといいます．そこでこんな報告があることを知っておくとよいかもしれませんね．

慢性の便秘患者がプルーンを食べることで，便秘が改善する可能性があります[92]

40 人の慢性便秘患者（平均年齢 38 歳）をプルーン群（プルーン 50 g［約 6 個］を 2 回/日）と，オオバコ群（サイリウム 11 g［大さじ 1 杯］を水に加えたものを 2 回/日）に割り付け，それぞれを 3 週間ずつ摂取し，間に 1 週間のウォッシュアウト期間を設けた試験を行い，被検者の排便日誌をもとに，完全な自発的排便の週間回数，便秘の全体的な緩和，便の硬さなどについて評価したところ，完全な自発的排便の週間回数と便の硬さは，プルーン群ではオオバコ群と比較して有意差をもって改善したという報告があります．

軽微な症状ほど"共感"を忘れずに！

　だから，「便秘，大変ですよねえ～．わかりますよお!!（ほんとに，わかるのか？ という突っ込みは置いておいて）」って，共感しときましょう．患者さんへの共感は大切です．特に軽微な（と思われる）症状ほど．

　「まったく！　便秘症状ごときで，忙しいERに，しかもなんでこんな時間に受診しちゃうかなあ!?」と，いいたくなる気持ちを，ぐっと堪えることが求められます（笑）．

　別に患者さんに優しい対応をするため，の理由だけではありませんよ．やっぱり，ERでカッカして（筆者もかつては，カッカすることがしょっちゅうでした——実は，今でもときどきあることを告白しちゃいます）よいことって，あんまりないんですよね．なが～く救急医やってきて，少なからず経験してきて，ようやく気づきました（遅いってかっ？）．

　ERで自分の感情をコントロールできず爆発させてしまうと，その後が大変なんですよ．率直にいって，診療のqualityはガタ落ちです．これは，ほんと自分自身でよくわかります．

　ほんと，その便秘症状ごとき（不穏当な表現ですいません．本当に，たかだか便秘症状のみで受診した場合の話ですよ）で受診した患者さんに，"嫌味のひとつふたつ"または"叱責に近い指導"をいってみたところで，自身の気分が晴れることなど決してない（晴れればいいのか，という疑問はここでは置いておきます）です．その点は筆者自身の経験として読者の先生方に強調しておきたいと思います．

　そしてさらに悪いことに，次に診るべき患者さんを診療する段階になっても，なかなか冷静な気持ちで診療できないんですよねえ．結局，自身の診療qualityがガタ落ちした状態での勤務を強いられることになります．これって苦痛ですよ，しかも自身で蒔いたタネですから，どうしようもありません．

　最近ではようやく「自分は決して"菩薩"ではない（当然です）のだから，すべての患者さんに慈悲の心を持って対応するなんてなかなかできないし，そうする必要もそもそもない」と思えるようにはなってきました．仮に患者さんに対して怒りに似た感情を一瞬抱いたとしても，「この感情をここで爆発させても，自分に，そして周りのスタッフにもメリットはないよなあ～～」なんて，努めてビジネスライクに感情をコントロールできるようになってきたような気がします．

　いい意味で，"齢を取った"といえるのかもしれませんね．ただし，そのストレスはどこかで発散させないとねえ～～．うーん，酒かな？　やっぱり，オッサンですかねえ（笑い）．

　話を，ERから患者さんを帰宅させる際の留意点に戻しますけど，

> - 便秘症状のみで生命に関わることはないこと
> - 食生活を見直すことで，便秘は改善できる可能性があること
> - プルーンを食べてみると，便秘によいかもしれないこと

これくらい説明しておけばよいのではないでしょうか．

もちろん，「帰宅して腹痛の出現など症状に変化があれば，いつでも再受診してよいこと」を付け加えることも忘れずに．

読者のみなさま，ER診療での最初の1時間を支配できる自信がつきましたか⁉

参考文献

84) Ramoska EA, Sacchetti AD, Nepp M. Reliability of patient history in determining the possibility of pregnancy. *Ann Emerg Med*. 1989, **18**（1）：48-50.
85) Daviaud J, Fournet D, Ballongue C, *et al*. Reliability and feasibility of pregnancy home-use tests：laboratory validation and diagnostic evaluation by 638 volunteers. *Clin Chem*. 1993, **39**（1）：53-59.
86) McGee S. Simplifying likelihood ratios. *J Gen Intern Med*. 2002, **17**（8）：646-649.
87) Williams JW Jr, Simel DL. Does the rational clinical examination. Does this patient have ascites? How to divine fluid in the abdomen. *JAMA*. 1992, **267**（19）：2645-2648.
88) Böhner H, Yang Q, Franke C, *et al*. Simple data from history and physical examination help to exclude bowel obstruction and to avoid radiographic studies in patients with acute abdominal pain. *Eur J Surg*. 1998, **164**（10）：777-784.
89) Izbicki JR, Knoefel WT, Wilker DK, *et al*. Accurate diagnosis of acute appendicitis：a retrospective and prospective analysis of 686 patients. *Eur J Surg*. 1992, **158**（4）：227-231.
90) Bini EJ, Rajapaksa RC, Weinshel EH. The findings and impact of nonrehydrated guaiac examination of the rectum（FINGER）study：a comparison of 2 methods of screening for colorectal cancer in asymptomatic average-risk patients. *Arch Intern Med*. 1999, **159**（17）：2022-2026.
91) Reuchlin-Vroklage LM, Bierma-Zeinstra S, Benninga MA, *et al*. Diagnostic value of abdominal radiography in constipated children：a systematic review. *Arch Pediatr Adolesc Med*. 2005, **159**（7）：671-678.
92) Attaluri A, Donahoe R, Valestin J, *et al*. Randomised clinical trial：dried plums（prunes）vs. psyllium for constipation. *Aliment Pharmacol Ther*. 2011, **33**（7）：822-888.

床屋の店主さん

田中敏春

筆者には，以前から行きつけの床屋があります．いつ行っても混んでいて繁盛しています．どうして繁盛しているかといえば――，それは早くて安いから．行くと，いつも3〜4名の方が待っているのですが，これが意外に長く待たなくていいことが多いのです．せいぜい20分くらい．そのお店には何人かの若い理容師さんがいて，なかにどうやら店主と思われる，たぶん最も経験年数が長くてウデも確かそうな方がいます．

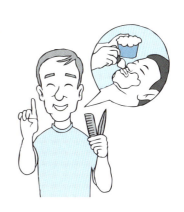

あるとき，私の順番が呼ばれて椅子に座ると，その店主と思しき理容師さんから「お客様，今日は申し訳ありませんが，最初に髭を剃りますね」といわれ，若い理容師さんが来ました．そして，ちょうど髭剃りが終わる頃を見計らって，再び店主さん（らしき人）が「じゃあ，これから髪を切っていきますね．今日はどんな感じにしましょうか？」と，聞いてきます．この店主さん，髪を切るのが早いこと早いこと．どうしてって，途中までは電動バリカンで，あるところまでくると，髪の先端を整えるようにハサミを使用するのです．早いわけです（笑）．

それで切り終わると，また若い理容師さんに「じゃあ，シャンプー」と指示し，すぐさま別のお客さんの椅子に向かい，また同じように髪を切り始めたのでした．

この店主さんから，われわれが学べるところは大いにありますよね！

●● 診療の型にこだわらない

皆さんもよく経験しているように，床屋で髪を切る場合，通常は①髪の毛を濡らす→②髪を切る→ ③洗髪する→ ④髭を剃る→ ⑤髪の毛を乾かしてセット，という"理髪の型（かた）"とでも呼べるものが存在します．一般的には，この型のごとく進んでいくのでしょうし，お客さんがあまりいない状況であれば，丁寧に時間をかけてお客さんと会話をはずませながら髪を切っていくでしょう．そもそも筆者ごときの客に指摘されるまでもなく，店主の皆さんはきっとそうしているはずです．

ところで，お客さんが多数待っている場合の対応は，お店ごとに，あるいは理容師さんごとに違うでしょう．「うちは丁寧な理髪が基本ですので，順番が来るまでお待ちください」というお店もあるでしょうし，またお客さんのほうも床屋はその店と決めているなら待つのも我慢するでしょう．でも，少し工夫することでより多くのお客さんを"さばける"なら回転率は上がり，お店はますます繁盛するでしょうし，お客さんにとっても"待たされない"ことの満足度は上がるでしょう．

この店主の工夫とは，まさに"理髪の型"の順序を臨機応変に変えられることではない

かと思います．型は型として重要ではありますが，型にのみ縛られてしまうようではプロの理容師とはいえないでしょう．重要なことは，お客さんの思いどおりに理髪され，髪型が整っていることです．その点がしっかりと押さえられているお店であれば，工程が少し入れ替わったとしてもお客に不満はないはずです（と筆者は考えています）．

　床屋の型も診療の型も，同じような気がするのです．普段はしっかりと丁寧な診察，丁寧な画像読影，丁寧な血液検査結果の解釈，丁寧な鑑別診断，丁寧な専門医へのコンサルトを心掛ける．そしていざというとき，すなわちERが極度に混雑しているときや重症患者さんが搬送されてきたときには，診療の型を十分に尊重しつつも，あえて型を破ることができる能力が救急医には必要なのです．これを"型破り"と呼びます．

　救急医は，緊急事態という極限の現場で真価が問われる仕事です．救急医を目指す若手医師の皆さんには，是非とも"型破り"な医師を目指して頑張ってほしいと思います．ちなみに，型をしっかりと学ばずに適当に順序を変えたりする医師を"型無し"と呼びます．両者は似て非なるものですので，お間違えなきように（笑）．

●●● 診療について責任を持つ

　"床屋の型"をあえて破って，同時に複数のお客さんの理髪をこなしていく店主さんにはとても好感が持てます．そして何より，理髪のキモ（髪の長さを適正に切りそろえ，スタイルを適切にセットする）の部分については決して人任せにせず，自身で理髪するところは賞賛に値すると思います．理髪において，どこの工程が最も重要なのか，どこの部分に責任を持つ必要があるのか，理髪のキモとは何であるのかを知り尽くした店主さんだからこそです（少々大袈裟でしょうか？）．理髪は早いが，決して手を抜かない仕事ぶりを筆者も見習いたいと思います．

　以前，髪を切っていたときにこんなことがありました．サラリーマン風の男性がなにやら急いだ様子で店内に入ってきて，「すいません，髪を切るのにどれくらい時間かかりますか？」と店主に聞いたのでした．どうやらこの床屋を訪れるのは初めての様子で，営業かなにかの出先でちょっと時間が空いて入ってきたようでした．

　髪の毛を切ってもらっていた筆者は，「いったいなんて答えるのかな？」と思いながら，店主の声に耳をそばだてました．おそらく「すいません，いま混んでいるのでお時間かかります」とか，「そうですね，1時間ほどお時間頂戴します」とでも答えるのかなと思っていた筆者の予想は，ここで見事に裏切られました．

「お客様，どれくらいお時間頂戴できますでしょうか？」
「えっと，長くて20分くらいなんだけど」
「承知しました．なんとか20分で理髪できると思いますので，そちらに座ってお待ちください」
　「この店主さん，なんてカッコいいんだ!!」——そう思いました．

　もちろん，床屋とERとを同列に論じることは，かなり無理があることは承知していま

す．ただ，救急医である筆者も，ER が混んでいるから，軽症だから，先に待っている人がいるからと，いろいろな理由をつけて患者さんをお待たせしているわけです．もし，診療中の患者さんを明確な時間目標を定めて診療し，それによって次の患者さんを少しでも早く診療することができるとするなら，そして同時に複数の患者さんをスムースに診療することができるのであれば，ER 診療であっても質を落とすことはないと思うのです．

　「20 分ですか??　お客さん，ちょっと無理ですね！」と答えることは簡単です．同じように，「ER で，1 時間で患者の方向性を決めるなんて無理です！」と答えることもまた簡単です．でも，それではいつまでたっても救急医としては，進歩がありませんよ．大変ですけど，時間を意識して ER 診療を続けていくことが大事でなんです．

Mission 5　下痢患者に対応せよ！

- ★ 本当に下痢なのか確認せよ
- ★ 安易に胃腸炎と診断するな
- ★ 経口補液剤の指導で，再診を減らそう
- ★ 食中毒を疑ったら届出を忘れずに

1. 患者が来院するまでにしておくべきこと

Golden hour の支配を成功させるための事前準備

患者さんに自施設の受診歴があれば，カルテで事前情報を確認しておきましょう

　患者さんが自施設の受診歴があれば，患者さんが来院するまでに，カルテでどのような既往歴や基礎疾患を持ち，経過，内服薬剤，アレルギー歴の有無といった貴重な事前情報が手に入る可能性があります．

　既往歴では，消化器系疾患や内分泌疾患などがないかを確認します．抗菌薬の内服がないかも確認しましょう．アレルギー歴の確認も大切です．

◇消化器系疾患で通院
- ・通院中の疾患内容で大まかに説明可能かどうか？
（使用している薬剤に下痢の副作用はないのか？　今までに下痢での来院はないのか？）
- ・腸管大量切除後の患者でないのか？
（短腸症候群で下痢しているかもしれません）

◇内分泌疾患で通院
- ・甲状腺疾患，副腎疾患のコントロールは良好か？
（甲状腺機能亢進症，副腎皮質機能不全の一症状として，下痢する患者がいます）

◇精神科疾患で通院
・自殺企図の既往はないか？　（薬物中毒の一症状かもしれません）
◇悪性腫瘍で通院
・治療中の抗悪性腫瘍薬で下痢の副作用はないか？

救急隊からの情報聴取のポイント

情報伝達のポイントとして，まずは気道，呼吸，循環，意識，体温といったバイタルサインに問題がないか，次に"2W1H"に沿って，救急隊から"下痢について"簡潔でよいですから確認しておくと，事前にヤバい患者かどうかの予想ができます．

> 2W1H
> - Who（誰が？）：高齢者，妊婦，小児か？　既往歴の有無は？　など．
> - When（いつから？）：本日何時から？　数日前から？　など．
> - How（どのように？）：下痢の回数は？　嘔吐や腹痛などの他症状は？　など．

救急隊からの情報で患者さんの状態が悪そうであれば，モノとヒトの準備をしましょう！

救急外来には，多くの患者さんがいます．医師，看護師など医療スタッフは，それぞれ別の患者さんに対応していることが少なくありません．重症な患者さんが搬送されてくるのであれば，スタッフともその情報を共有し，以下の準備をしておく必要があります．

> モノ：必要な医療物品（温めた輸液，気道管理物品など蘇生用具一式），検査の準備（血液検査のスピッツ，エコー，心電図，レントゲン技師への連絡など）
> ヒト：医療スタッフを集めて，役割分担など作戦を立てる

2. 来院後から最初の5分で実施すべきこと

その患者さん，急ぐべきですか？

下痢患者さんだけでなく，すべての患者に共通しますが，まず何よりもバイタルサインが安定しているかどうかの確認をします．バイタルサインが安定していなければ，何をおいても"できる限り速やかに"安定させることが重要です．

患者さんが独歩で来院した場合や，救急隊からの事前情報よりも悪化していた場合，診察してみたらショック状態ということもあります．急ぐべきかどうかの判断が大切です（ショックの認知については，「Mission 2　吐血・下血患者に対応せよ！」51ページで解説しています）．

　急ぐべき患者さんの場合，問診や身体診察は後回しにして，救命のための蘇生処置をまず行うということには異論のないところでしょう．救急医は，患者さんの状態に応じて①問診 → ②身体診察 → ③血液検査や画像検査実施 → ④鑑別診断と専門医へのコンサルト，という"診療の型"とでも呼べるものを臨機応変に変更することが求められるわけです．ただし，これは救急医に限らず医師全般に求められることでしょう．個人的に思うことは，救急医とはこの"診療の型"を患者さんの状態だけに限らず，ERの混雑度によっても臨機応変に変えられることを求められる仕事だと思うのです．

ショックと判断したら，まずは輸液負荷です！

　緊急性が高いと判断したら，ヒト・モノを集めて，初期治療開始です．リンゲル液や生理食塩水など，細胞外液による輸液負荷から開始しましょう．ショックに対する初期治療の詳細は，「Mission 1　腹痛患者に対応せよ！」35ページを確認してください．下痢が関わるショックは，脱水，つまり循環血液量減量性ショックの可能性が高いと思います．

 患者さんが小児の場合

　小児は，感染性胃腸炎の場合でも容易に脱水，循環不全を引き起こします．循環の評価は慎重に行いましょう．毛細血管充満時間（capillary refilling time）の延長や月齢・年齢に比して，+2 SDを超える異常な頻脈がないか，診察しましょう．

　循環不全があれば，20 mL/kg輸液負荷です．体重10 kgの子供の投与方法については，50 mLシリンジなど大きいシリンジを使ってボーラス（ポンピング）投与するか，輸液ポンプ400 mL/時を30分投与することで200 mL負荷するなどの方法があります．

3. 来院後から最初の15分で実施すべきこと

本当に下痢ですか？

　急性下痢症は，14日未満継続する1日に3回以上の排便，もしくは，200 g以上

表18　感染性胃腸炎以外の下痢の鑑別疾患

消化器	過敏性腸炎
	短腸症候群
	腸管虚血（上腸間膜動脈塞栓症など）
内分泌代謝	甲状腺機能亢進症
	副腎不全
中毒	有機リン
	リチウム
感染症	レジオネラ
薬剤性	抗菌薬
	下剤
	非ステロイド抗炎症薬（NSAIDs）
	制酸剤
	抗悪性腫瘍薬
環境障害	急性放射線障害
腫瘍	グルカゴノーマ
	VIP産生腫瘍

（文献95・96より引用改変）

の排便と定義されています[93]．でも200gって測れないし，測りたくもないですよね（笑）．14日以上で1か月以内程度のものを「持続性下痢」，1か月以上続くものを「慢性下痢」といいます[94]．でも実際には，軟便で"下痢"と訴える患者さんや，普段から便秘傾向の人が2回ほど続けて排便があったからと"下痢"を訴える患者さんもいますので，本当に私たちが考える下痢なのかを問診で確認することが大切です．私たちが考える下痢でないのであれば，下痢の鑑別疾患だけを考えていても，本当の診断には辿り着けません．患者さんが下痢といってはいても，実は黒色便や下血だったなんてことは，実際にあります．こうした主訴の取り違えは誤診を招くことになりますから，患者さんにしっかりと確認しましょう．

　下痢といえば，感染性胃腸炎が思いつくのではないでしょうか．救急外来で見る多くの下痢は，感染性胃腸炎ですが，なかには他の原因の患者さんもいます．感染性腸炎以外の場合は下痢以外の症状を伴うことが多いので，鑑別疾患として表18のような疾患を頭の片隅に入れておきましょう．なかでも，腸管虚血は見逃せません．

腹痛，下痢，嘔吐の3拍子が揃わない場合は胃腸炎以外を考えましょう

　腹痛と嘔吐のみの症状で，胃腸炎と診断しないようにしましょう．腹痛，嘔吐の鑑別疾患には，急性冠症候群，絞扼性イレウス，虫垂炎など，見逃しやすい疾患が多くあります．腹痛，嘔吐，下痢の3拍子が揃い，かつシックコンタクトがあるなど病歴に矛盾がないか，慎重に確認してから胃腸炎の診断はつけましょう．胃腸炎と断定できない場合は無理に**胃腸炎と診断せず，腹痛症，嘔吐症と考える**ことで，

見逃しを避けることができます．

🔷 どんなときに見逃すのか

救急外来では，常に"見逃しの恐怖"と戦っています．見逃しやすい場面や自分の癖を知っていると，見逃しを減らすことができます．見逃し＝診断エラーには，無過失エラー，認知エラー，システムエラーの3つがあるといわれています[97,98]．

無過失エラーは，医療者がどうすることもできないエラーです．症状が非典型的だったり，患者が嘘をつくなど非協力的であったりする場合などです．

システムエラーは，研修医の診療を上級医がチェックするルールがない，勤務の切り替えの際に申し送りのルールがないなどで起こります．勤務交代の際に「胃腸炎」と申し送られたときには，再度自分で問診し，身体所見を取り直すことが必要かもしれません．

認知エラーには，①知識不足，②情報収集エラー，③情報処理エラー，④情報検証のエラーがあります．

> ①知識不足については，救急医として常に知識や技術をアップデートしていかなければいけません．救急に関する本や論文を読む，メーリングリストを活用するなどの方法があります（知識のアップデートについては，コラム「救急医としての知識，技術をどうやってアップデートするか」99ページを参照）．
> ②情報収集エラーは，いつも不定愁訴で来院する患者さんが，心筋梗塞による胸痛を訴えているのに，「いつもの不定愁訴でしょう」として，精査を怠ったときなどに生じます．どんな患者さんであっても，緊急性はないのか，最悪の疾患を想定しながら診療することが必要です．
> ③情報処理エラーは，胸部X線で気胸を見逃すといったエラーや，不十分な情報のみで都合のいい診断をつけてしまうといった場合があります．症状，経過，検査結果などを総合的に判断することが重要です．
> ④情報検証エラーとは，腹痛・嘔吐→胃腸炎と決め込んでしまい，心筋梗塞を見逃してしまうといった，**診断の早期閉鎖**などをいいます．診断していく際には，「他の疾患の可能性はないか」を常に自問していく姿勢が大切です．

🔵 緊急時の血液検査は自分なりの下痢セットを作成しましょう

気道，呼吸，循環が落ち着いていて，緊急性は高くないと判断したとき，問診，身体所見を確認し，鑑別疾患を意識しながら，血液検査が必要かどうかも含めて検討していってよいと思います．しかし，患者さんの気道，呼吸，循環に問題があるときには，ゆっくり問診してから身体所見を詳しくとって，鑑別疾患を挙げてから，血液検査を考えるという時間的余裕はないはずです．

そんな緊急時のために，自分なりの**下痢セット**を考えておきましょう．下痢であれば，脱水の程度を評価するために腎機能，血算はほしいですね．電解質異常も起こすので，Na，K，Clは必須です．循環不全があるなら，乳酸値も見ますかね．敗血症が疑われれば，血液培養2セットも採るべきです．

「検査は，問診，身体所見から鑑別を考えて，最小限に絞れって，いわれたことがあるのですが」──そんな声が聞こえてきそうです．

Mission 2でも述べていますが，最初にオーダーした血液検査にない項目を追加オーダーする場合，結果が出るまでには余計な時間がかかってしまいます．病状が安定していて，ゆっくり待てる患者さんであれば，検査を絞り込んでもいいと思います．必要最小限の検査で診療が進めば，患者さんへの負担，検査技師の手間，医療費などの観点からして素晴らしいことです．

でも，問診，身体所見で100％の感度・特異度のものはありません．非典型例が必ず存在するのが臨床です．緊急時はギアを上げて，検査が過剰になっても患者さんを救うというメリハリが大切だと思います．ただし，自分でオーダーした検査は，責任をもって自身で解釈すること．異常値が出ても，解釈できなければ検査をした意味はありません．普段から，異常値にどんな病的意義があるのか，各検査項目について勉強しておきましょう．

4. 来院後から最初の30分で実施すべきこと

下痢を訴える患者さんの問診ポイント

下痢の患者さんの多くは，腹痛や嘔吐など随伴症状を伴うことが多いと思います．どんな随伴症状があるのかを確認することで，前述した消化器系疾患なのか，中毒や内分泌疾患など他の疾患を疑うべきなのかの判断ができます．

下痢については，どのくらい続いているのか（急性，持続性，慢性），回数が多いか少ないか，経口摂取が可能かどうかで，脱水の程度や電解質異常を来すような状態なのか，およそ推定することができます．また，下痢の間隔が長くなってきているようであれば，症状は落ち着きつつあると考えられます．**血便があるかどうか**は，細菌性腸炎を想定するうえで大切な情報です．

また，内服歴，特に抗菌薬の使用歴は大切です．抗菌薬だけでも下痢を起こすことはありますから．クロストリジウム腸炎は，通常，抗菌薬投与開始後7〜10日程度で生じることが多いのですが，中止後3か月して起きた報告もあります．

もちろん，生ものなど感染性腸炎に通じる経口摂取がないかも大切な情報ですね．でも，食中毒って，当日，前日だけの経口摂取歴では不十分なのです（表19）．潜伏期間の長いものでは21日というものもあるでしょう．ですから，想定する疾患によっては，週単位で経口摂取歴がないかの問診が必要です．感染性腸炎であれば，「シックコンタクトはないですか？　家族，職場など，似たような下痢の人いませんでしたか？」と聞いてみましょう．

また，海外渡航歴の確認は必須です．輸入感染症などの場合は見たことがない（経

表19 食中毒の原因となる細菌と特性

病名	起因菌	潜伏期間	臨床症状	その他
腸チフス	Salmonella typhi	5〜21日程度	腹痛を伴う発熱，全身症状が前面	アジア諸国からの輸入感染症がメイン．3類感染症として届け出必要
サルモネラ胃腸炎	Salmonella enteritidis など	6時間〜2日	発熱，腹痛，下痢が典型的だが，軽症例は水様便のみのこともある	食中毒で見られる．ペットのカメなどの爬虫類も感染源になる
細菌性赤痢	Shigella sonnei など	24〜48時間	小腸型の下痢を起こしてから，大腸型の下痢（血便）となる2相性をとるといわれている	輸入感染症がメイン．3類感染症として届け出必要
カンピロバクター	Campylobacter jejuni	2日〜5日	腹痛，発熱が著明．下痢や血便を認めるが，様々	鶏肉の汚染による食中毒．ギランバレー症候群の原因にもなる
腸管出血性大腸菌	Escherichia coli O157	3日〜5日	主症状は血便	溶血性尿毒症性症候群（HUS）を合併することがある
腸炎ビブリオ	Vibrio parahaemolyticus	3時間〜76時間	軽度水様便〜粘血便まで様々	カキなど海産物が原因となる
黄色ブドウ球菌	Staphylococcus aureus（外毒素）	2時間〜6時間	発熱はなく，嘔吐や下痢，腹痛	

（文献99より引用改変）

験のない）疾患の可能性が出てきてしまいます．

　職業についても確認しておきましょう．学生の場合や食品を扱う仕事であれば，公衆衛生学的なアプローチとして，仕事を休んでもらうこと，さらに復帰の時期についての検討も必要です．

下痢患者さんの画像検査は必要でしょうか？

　感染性腸炎による急性下痢症では，必要としないことが多いと思います．でも症状が重篤で，絞扼性イレウスや虫垂炎など外科的加療を必要とする疾患が否定できない場合には，CT検査による評価をしたほうがよいかもしれません．

5. 来院後から最初の45分で実施すべきこと

　各種検査結果が揃い始め，鑑別疾患を考えていきます．表20は，感染性下痢症の主な分類です．このうち救急外来で最も出くわすことが多いのは急性胃腸炎型です．急性大腸型は重症化するリスクがあり，胃腸炎を疑った患者では粘血便がないか確認しましょう．

表20 感染性下痢症の分類

	急性大腸型	急性小腸型	混合型	急性胃腸炎型
症状	粘血便，少量，頻回，発熱，腹痛	水様便，大量	小腸型，大腸型が混在	水様便，大量，嘔気・嘔吐が強い
代表疾患	サルモネラ胃腸炎，細菌性赤痢，腸管出血性大腸菌，偽膜性腸炎	コレラ	カンピロバクター，腸炎ビブリオ	ウイルス性胃腸炎，毒素型（黄色ブドウ球菌）

（文献99より引用改変）

3か月以内の抗菌薬使用歴・入院歴のある患者さんおよび施設入所者では，偽膜性腸炎の可能性を考慮する必要があります．

下痢患者さんの便培養って必要でしょうか？

救急外来で診る下痢のほとんどはウイルス性胃腸炎なので，やみくもに便培養を出すことは避けるべきです．大腸型下痢など，細菌性腸炎を疑う場合には便培養を提出したほうがよいでしょう．

6. 来院後から最初の1時間までに決定すべきこと

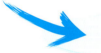
入院させるべきですか？
帰宅させてもよいですか？

入院が決まったら，早めに入院手続きを進めたほうが，ERはスムースに動けます．どこの病院でも，入院決定から病棟準備ができるまでの時間がボトルネックになっていると思います．早期に入院病棟に上がれれば，ERのベッドが空き，次の患者の受け入れ準備ができます．

またERで経過観察する場合，何時間経過をみるのか，どうしたら帰宅もしくは入院になるのか，看護師に伝えておくことをお勧めします．他の患者さんの対応で忙しく，時間を忘れていたときにも，看護師から連絡をもらえます．

若年の急性胃腸炎患者では，輸液後帰宅となる患者も多いと思います．嘔吐，下痢症状はすぐには治まらないので，輸液は（たった1本ではなく）数本投与したほうが，患者さんも楽ですし，水分が摂れないことによるERへの再診も防げます．でも，ゆっくり数時間もかけて輸液していたのでは，ERのベッドがいつまでも占有されてしまいます．ですから筆者は，心機能に問題がなければ，1時間で1本以上の輸液を投与するくらいの速度で行い，ERのベッド回転率を上げるようにしています．

なお，食中毒を疑ったら，保健所への速やかな届出も忘れずに行いましょう[98]．食品衛生法第58条で，食中毒を疑った場合には最寄の保健所所長に24時間以内に届け出る義務があります．早期の届出によってさらなる被害者拡大を防ぐことができます．

帰宅患者さんには経口補液剤を指導しましょう

嘔気・嘔吐があるときに，喉が渇くからといって一度に大量に水分摂取すると，嘔吐してしまいます．また，糖分の多い飲み物は，下痢と脱水を悪化させます．水やお茶のようにNaがないものでは，吸収が悪くなります．そのため，帰宅後の水分摂取方法を指導しておかないと，繰り返す嘔吐，下痢や脱水の悪化で，再び救急外来を受診することになってしまいます．

経口補液剤（Oral Rehydration Therapy：ORT）を知っていますか？　もちろん重症患者には補液が必要ですので，ORTの対象は軽症から中等症患者になりますが，ORTを指導することで，救急外来への再受診を防ぐことができます．ORTのごく少量（スプーン1杯程度）を口に含ませる程度で開始し，嘔吐がなければ，量を増やしていくように指導します．

ORTとイオン飲料には，表21[100]があります．スポーツドリンクは，実際には糖

表21　各種経口補液剤（ORT）とイオン飲料[100]

	糖質(%)	Na (mmol/L)	K (mmol/L)	塩素 (mmol/L)	乳酸 (mmol/L)	クエン酸 (mmol/L)	参考項目
世界保健機構（WHO）(2002)	1.35	75	20	65	0	30	
欧州小児消化器病・肝臓病・栄養学会（ESPGHAN）(2000)	1.6	60	20	60	0	30	
ソリタ-T顆粒2号®（味の素）	3.2	60	20	50	0	20	100 mL, 23.2円（要溶解）
ソリタ-T顆粒3号®（〃）	3.3	35	20	30	0	20	100 mL, 22.9円（要溶解）
OS-1®（大塚製薬）	2.5	50	20	50	31	0	500 mL, 200円 200 mL, 140円
Pedialyte®（Abbott Laboratories）	2.5	45	20	35			
アクアライトORS®（和光堂）	4.0	35	20	30	0	+	375 mL, 300円
アクアライト®（〃）	5	30	20	25	0	+	500 mL, 180円
ポカリスエット®（大塚製薬）	6.7	21	5	16.5	1	10	500 mL, 150円

分が多く，Na 濃度が低いものが多いです．世界保健機関（WHO）などが推奨する ORT の組成に近い市販品には大塚製薬の OS-1®，和光堂のアクアライト ORS® があります[100]．

患者さん，ご家族に感染予防を指導しましょう

　一緒に来院したご家族への感染拡大を防ぐために，手洗いの励行，吐物や便の処理方法を指導しましょう[101]．ノロウイルスはアルコールでは失活しないので，手洗いが大切なことや，吐物の処理の際に手袋やマスクを使用することを教育することで，救急外来の患者の増加を防ぐことができます．

参考文献

93) Thielman NM, Guerrant RL. Clinical practice. Acute infectious diarrhea. *N Engl J Med*. 2004, **350**（1）：38-47.
94) DuPont HL. Persistent Diarrhea：A Clinical Review. *JAMA*. 2016, **315**（24）：2712-2723.
95) Kman NE, Werman HA. Chapter 73 Disorders presenting primarily with diarrhea. Tintinalli's Emergency Medicine：A comprehensive study guide, 8th edition. Tintinalli JE, Ed. McGraw-Hill Education. 2015, p492-499.
96) Gale AR, Wilson M. Diarrhea initial evaluation and treatment in the emergency department. *Emerg Med Clin North Am*. 2016, **34**（2）：293-308.
97) Graber ML, Franklin N, Gordon R. Diagnostic error in internal medicine. *Arch Intern Med*. 2005, **165**（13）：1493-1499.
98) 厚生労働省．食中毒を疑ったときには 2009．
http://www.mhlw.go.jp/topics/bukyoku/iyaku/syoku-anzen/dl/iryou-pamph.pdf.,（参照 2017-10-30）
99) 中村権一．第 10 章　腹部感染症．レジデントのための感染症診療マニュアル．第 3 版．青木眞．医学書院．2015, p685-735.
100) 鈴木善統, 上村　治．25. 脱水の経口補液ってどう処方したらいいの？　市川光太郎, 林　寛之, 編．ER の小児：時間外の小児救急，どう乗り切りますか？　シービーアール．2010, p124-127.
101) 厚生労働省．ノロウイルス食中毒予防対策リーフレット．
http://www.mhlw.go.jp/topics/syokuchu/dl/link01-01_leaf01.pdf.,（参照 2017-11-30）

「救急医とは？」——後輩たちに贈るメッセージ

田中敏春

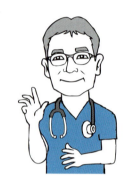

「救急医って，いったいどのような医師なのか？」
「なぜ，自分は救急医になったか？」
　自分で用意しておきながら，なかなか答えることが難しい質問ですね．まずは，自分が現在の状況に至るまでの道のりを読者の皆様にお伝えしたいと思います．
　私は，大学を卒業する時点で専攻する診療科を選択するのに大変迷いました．だって，学生時代は全然勉強していなかったですから．どの専門科がどんな疾患や患者さんを担当するのか，全くイメージ湧きませんでした．ただただ，目の前の試験をクリアすることにばかり気がいっていましたし，最終学年の6年生のときは，押し寄せてくる卒業試験のことで精いっぱいでした．卒業できるのかどうか——が最大の関心事でしたから，卒業した後のことを考えるなんて，いかにも"鬼に笑われ"そうで．ただ，まあ外科医と精神科医では全く生活スタイルが違うのだろうな？——くらいのイメージは持っていましたけど．当時の同級生だって，おそらくだいたい同じ想いだったはずだと思うのですけどね．

　今から20年以上も前の話です．大学を卒業したら，母校のどこかの医局に所属して医師としての生活を始めることが普通の時代でした．読者の先生方は想像できますか？　現在のように初期研修医が基本的に同じプログラムで初期臨床研修を行うのではなく，卒業時点で「自分は△△科の医師になる」と決意をして，大学の各医局に所属して医師としての研修を始めるというスタイルでした．
　しかも，自分で所属する医局を"決意する"のならまだよいほうで，多くはクラブ活動などでの先輩—後輩の関係性から所属する医局を決める（決められる？）なんてことがザラでした．"ラグビー部員は消化器外科"，"サッカー部は整形外科"，"野球部員は消化器内科"といった具合に．それどころか「君は"膝関節班"に所属することが決まっているから」と，卒業時点ですでに整形外科領域のさらに細分化された領域に所属することが決定している輩までいましたからね（笑）?!
　医師という仕事は本当にやりがいのある仕事ですから，どの科を選択したとしても確かにやりがいのあるものだと，今になってみれば思います．ただ，当時の大学病院には全県下から紹介されてきた，いわゆる"稀で難しい疾患"の患者さんが多く入院していたように記憶しています．そこで，不勉強だった医学生がいうのはなんですけど，「何万人に1人という特殊な病気ではなく，ありふれた疾患の患者さんをしっかりと治療できる医師になりたい」という思いから，実地で臨床経験を積める市中病院すなわち新潟市民病院を研修病院として選びました．

2年間も研修医として様々な患者さんを診療すれば，必ず自分が専攻したい専門科，医師として目指したい方向性が見えてくると思ったのです．今になって考えれば，新潟市民病院で医師としての人生をスタートしたことが，その後の自分の運命を決定づけることになりました．当時の新潟市民病院は，現在とは違ってよくいえば自由放任または研修医尊重，悪くいえばほったらかし．でも20年以上も前は，新潟市民病院に限らず全国どこの施設でもだいたい同じであったはずです．

　新潟市民病院での研修医としての生活は忙しく，学生時代が不勉強だったこともあって正直大変ではありましたが，大変さを打ち消すほどの充実感が得られ，医師としての責任感を強く自覚できました．特に印象的だったのは，月に3～4回担当する当直医としての勤務でした．当時から新潟市民病院は救急病院として名が通っていましたので，次から次へと救急車が患者さんを救急外来に搬送してくる光景を目の当たりにしました．

　と書いたところで，これは明らかに強調され過ぎでした．余談になりますが，当時の新潟市民病院の救急車収容件数は約2,000台/年程度で，現在は7,000台/年弱ですから，現在のほうが遥かに多数の救急患者を受け入れています．年寄りの記憶は怪しいですね．ですから，「昔はもっと大変だった」と年寄りがいい始めたら，話半分どころか"話は1/3程度"で聞いておくほうがよいと思いますよ！

　記憶のことはさておき，救急車で運ばれてきたたくさんの患者さんにてきぱきと治療を行う多くの先輩医師の姿を見ていて，それが単純にカッコよくて，なんだか自分の進むべき道がそこにあるように感じました．患者さんの訴えにしっかりと耳を傾け，丁寧な身体診察を行って鑑別診断してから適切な検査を実施する——そういう丁寧な診療姿勢も大切だと思いましたが，救急外来には丁寧な診療姿勢のみでは救えない患者さんが確かにいることも実感しました．

　たとえば，重症多発外傷の患者さんが搬送されてきたときのことでした．歩行中に車に跳ね飛ばされた患者さんで，外傷性くも膜下出血に多発肋骨骨折と外傷性血気胸，腹腔内出血を伴う肝損傷でショック状態，さらには下腿の開放骨折まで合併してしまっているとなっては，既存の専門科の先生たちではなかなか治療方針が決められません．さすがの優れた専門医の先生方でもこのような重症患者さんを目の前にすると，「自分の専門分野については治療できるけれど，それ以外についてはちょっと……」と，途端に歯切れが悪くなってしまう場合がありました．確かに仕方のない面もあるのですが，研修医の私には，それが「患者さんを病院の中でたらい回しにしている」ように見えてしまったのです．ほんと，研修医のくせに偉そうですけど（笑）．

　ところが，そうした"たらい回し"になりそうなときに，「自分が，この患者さんを診ます」といって，黙々と治療する先輩医師の姿がありました．その先輩医師は救命救急センターに所属していて，看護師さんに「あの先生は，何科の先生ですか？」と聞くと，「救命救急センターの先生なんですけど，何科でしょうかね？」なんていう答えで，「救命センターの先生って，いったい何科の先生なんだろう？」と思うばかりでした．

　その先生の，自分の専門疾患や外傷にこだわることなく目の前の患者さんにベストを尽

くそうとする姿勢を見ていて，単純に「こういう医師に自分もなりたい！」と思ったことが，私が救急医を目指す大きなきっかけになりました．ただ，方向性は見つかりはしたものの，じゃあ「どうしたらそんな医師になれるのか？」ということについては，答えは見えませんでした．

　読者の先生方に今から20年以上も前の"一般的"を説明することって，なかなか難しいのですけど，当時は大学の医局に所属しない医師は"一般的に"存在しませんでした．ですから私も一般的なルートを取れば，新潟市民病院での2年間の初期研修が終了したら，いずれかの専門科を選択し，該当する医局に所属（いわゆる入局）することになっていたはずです．ところが，出身大学には救急医を養成する医局というものがなく，消化器外科がいいのか，麻酔科か，はたまた整形外科か――なかなかいい答えは見つかりません．

　そんなとき，件の救命救急センターの先輩医師から「救命救急センターで一緒に勤務しないか」とお誘いをいただいたのです．率直に「研修医の自分を誘ってくれるなんて有難いな」と思いつつ，一方で「でも，医局に所属しないで今後，医師としてやっていけるのだろうか？」という一抹の不安を抱いたのも事実です．1～2年くらいは救急医として新潟市民病院で勤務できるとしてもその後はどうなるのか，わからないだけに不安でした．

　それでも，まずは1～2年だけでもいいから，やりたいことの一歩を踏み出してみようと思いました．自分が若かったことがよかったのだと思います．それで，「駄目だったら，またどこかの医局に所属すればなんとかなるだろう」と．

　初期研修医生活が終わり，卒業後3年目に救命救急センターの医師として働き始めました．救急外来（当時は，まだ「ER」という言葉は浸透していませんでしたね！）での初期診療，重症患者への対応など，先輩医師の見様見真似でしたが，いろいろと経験していくなかで，少しずつ自分なりの救急医の役割が見えてきました．当時は，まだ明確な救急医というものの概念も固まってはいませんでしたから，「だったら，自分が救急医の概念を形成してやろう」と，若かったからこそその気負いもあったのだと思います．もちろん，"ロールモデル"として先輩医師の姿があったことも幸いしました．現代風にいえば，「No.1よりもOnly 1を目指す」（"現代風"といいましたが，この歌がヒットしたのは2003年のことでした）なんてところでしょうか．

　そうして，はじめは「まずは1～2年程度やりたいことをやってみよう」と思っていた私は，その後，救急医として約20年も過ごすことになってしまいました．なかなか自分の将来なんてものは予想できないものですね．読者の先生方も，あれこれ悩んでいるのなら，まずは自分のやりたいこと，自分が興味を持ったことを1～2年でもよいからやってみるか，という程度の軽い気持ちでも悪くないと思います．それでもいいから，自分の将来は自分で決めてほしいと思います．

　さて，その約20年間の救急医としての経験から導き出した"救急医の役割"について述べたいと思います．ありがたいことに最近では，救急医としての役割が（大まかですけど）固まりつつあるように思います．だいたい書籍でいうところの救急医としての専門領

域を記載してみると，①ERマネージメント，②重症患者の診療担当，③ICUにおける集中治療，の3つくらいになりますかね．

　では，この3つの領域でバランスよく診療を行うことが救急医の本分かといえば——，決して間違ってはいないのですけど，自分の経験からは何かしっくりこないものがあります．

　筆者にとっての救急医とは，まずはgeneralistであり続けることです．それをカッコよくいえば"どんな患者でも診られる"医師ってことですかね．ですので，「救急医としての専門性とは何ですか？」と聞かれたら，「専門性を持たないことこそが，救急医の専門性ですかね」なんて答えてしまいますね，なんだか禅問答みたいですが．

　そしてもうひとつ，救急医とは文字どおり"急ぐことができる"医師ではないかと考えています．急げる能力を持つことが，患者さんを救うことにつながります．"急ぐ"とは，もちろん気管挿管や中心静脈ルート挿入などの手技を迅速かつ確実に実行できる能力をも含みますが，どちらかといえば，「この吐血患者さんに緊急輸血が必要か？」「この呼吸不全の患者さんに人工呼吸器管理が必要になるか？」「この多発外傷患者さんは，いったいどの外傷から治療を開始すべきか？」といった決断を瞬時にできる能力のほうが重要ではないかと思います．業界用語でいえば，迅速にpriority（優先順位）を判断できる能力といえるかなと思います．目の前の患者さんに最も優先すべきことは何か？　緊急輸血なのか，造影CTによる出血源検索なのか，ご家族への説明なのか，その時点で何が最優先事項なのかを絶えず考え，即座に決断し，実行に移せることが救急医の重要な資質ではないかと思います．

　筆者にとっての救急医とは，ズバリいえばいかなる患者であっても，"最初の1時間に最良（最高ではないかもしれないが）の医療を提供できる能力を持つ"医者ではないかな，と思うのです．

　腹部大動脈瘤破裂でショック状態に陥っている患者さん，重症レジオネラ肺炎で呼吸不全に陥っている患者さん，重症くも膜下出血の患者さんなど，いずれも最初の1時間は救急医が対応することが多い患者さんです．救急医が対応することで，そうした患者さんの予後改善につながる．そのようなコンセンサスが医療のなかで形成されるのが筆者の望みです．どうですか？　やはり，救急医の仕事ってなかなか難しいって思います？

　救急医って，とてもとても大切な医師なのだけど…，なかなか説明しづらい．救急医のイメージって今でも千差万別です．それでも20年前よりは格段に整理されてきていますけどね．

「救急医っていったいどんな医者なのだろう？」
「救急医のアイデンティティーって，いったい何？」
　そのような疑問を持った読者の先生方，新潟市民病院に一度見学に来てはいかがでしょうか．そのなかから，新潟市民病院で救急医として鍛錬を積みたいと思ってくれる先生がひとりでも出てきますようにと，筆者両名は心から願っております（笑）．

あなたは診断できますか？

しくじり救急医が贈る症例集

Case 1

吐血・下血症状で
搬送されてきた患者さん

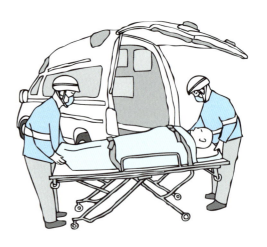

●●● 救急搬送時の状況

　50歳代の患者さんが吐血・下血で救急搬送されてきました．

　高血圧のため近医に通院，内服加療中．日常生活活動（ADL）は自立しており，入院歴なし．今まで胃潰瘍を指摘されたことなし，というか胃カメラもやったことなし．

　患者さんは，約1〜2週間前から便が黒っぽいことを自覚していました．搬送当日，吐血をしたため救急車を要請し当院へ搬送されたというわけです．

　ただ，先行する腹痛や心窩部痛などの症状はありませんでしたし，腹部触診でも圧痛所見は認められませんでした．非ステロイド抗炎症薬（NSAIDs）の服用歴を確認しましたが，それもありません．

●●● 救急医の対応

　来院時は血圧低下していましたので，確かに出血性ショックではあったわけですけど……．ただ会話ができて会話内容も正常で，ちゃんと病歴を聴取することはできました．

　このような吐血の患者さん，ERではそこそこお目にかかるのですよね（笑）．吐血で血圧が低下しても，外傷と違って出血点が基本的に1箇所ですから，血圧低下すると出血も勢いが止まり，初期輸液に比較的よく反応して血圧上昇してくることが多い――という印象を持っています．

　さあ，そうしたら後は，有能な消化器内科の先生（本当にうちの施設の消化器内科の先生たちの緊急内視鏡の"腕"はハンパじゃないです）の出番です！　ですので，T医はいつものごとく消化器内科の先生に「先生，吐血の患者さんが搬送されてきたんですよ〜．血圧ちょっと低めですけど，会話できてます．すいませんが診てもらえませんか？」と依頼したわけです．当然，消化器内科の先生も嫌な態度まったく見せずに，「わかりました！じゃ，これから救急外来行きますね〜」といってくださいました（いつも本当に感謝ばかりです）．

　間もなくERに到着した消化器内科の先生に簡単に申し送りをして，いつもなら自分の仕事はこれで"終わり"となります．そしてT医は，別の患者さんの診療を再開しました．

　患者さんは，有能な消化器内科の先生により緊急上部消化管内視鏡を実施され，迅速に吐血の原因病変を確定され，そしてさらに適切な止血処置を施され，無事に処置は終了！あとは必要な輸血を投与されつつ病棟に入院――となるはずでした．通常ならば……．

別の患者さんを診療していたT医に，消化器内科の先生から院内PHSでコールがありました．出てみると，「これから内視鏡やろうと思っているのですけど，この患者さん，単なる消化管出血でしょうかねえ？　ちょっと，印象違うのですけど……」とおっしゃるのでした．

そういわれて，「普段の吐血患者とどこが違うのだろ?!」と思いながら，患者さんのベッドに駆けつけました．すると，確かに新鮮血を吐血して，明らかなショック状態を呈していて，すでに結構な量の輸液が投与されていましたっけ．

【バイタルサイン】
　　血圧：92/68 mmHg，心拍数：112/分，Spo$_2$（酸素3Lカヌラ）：93％

●●● 救急医の反省点

患者さんの現病歴を確認してみると，吐血・下血症状に先立つ腹部症状（心窩部痛，胸焼けなど）を全く自覚していませんでした．そこで出血源の特定のために，腹部造影CTを撮影することにしました．通常，吐血・下血症状を訴える患者さんに対してはルーティーンで腹部造影CT検査はしないのですが，新鮮血の吐血でしたので「潰瘍面の露出血管がかなり太いか，または何本かあるのかな？」などと思いつつ，「だとすれば最悪，内視鏡で止血できなかった場合にTAE（経カテーテル動脈塞栓術）で止血しなくてはなくなる可能性もあるしなあ～」と，CT検査をオーダーしたのです．もちろん，腹部症状を自覚しない点についても「Dieulafoy潰瘍[※1]なのかな～？」なんて思うくらいでした．

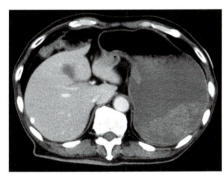 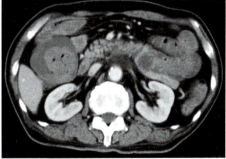

CT写真には，胃や十二指腸のなかに凝血塊と思われる高吸収域の構造物が見えます．「かなり多いな～」というのが第一印象でした．しかし，その後に出てきたCT写真には思わずびっくり！！でした．

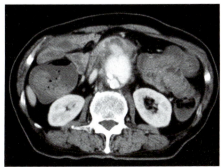 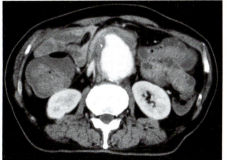

そうです．消化器内科の先生の予感どおり，腹部大動脈瘤の消化管への穿通（Aorto-enteric fistula：AEF※2）でした．直ちに心臓血管外科医へコンサルトすることになりました……．

当然，再度診察しても腹部の拍動性腫瘤はわかりませんでした．もちろん，患者さんは以前に指摘されたこともありませんでした．

- 上部消化管出血に先行する腹痛が全くないこと
- 非ステロイド抗炎症薬（NSAIDs）の服用歴がないこと

上記2点が，この症例のポイントだったかな～と，個人的には思っています．

Answer ▶大動脈消化管瘻（Aorto-enteric fistula：AEF）

※1：Dieulafoy潰瘍
　小さな粘膜欠損を伴う露出血管（動脈）からの大出血を来す病変で，多くは胃上部（食道・胃接合部の6 cm以内）の小弯に見られるが，まれに下部食道，上部小腸，右側大腸，直腸に見られることもある．病理学的には，粘膜下に拡張，蛇行する動脈が認められ，その一部が粘膜を貫通しているのが認められる．
　表面を覆う粘膜が，動脈の拍動により徐々に浸食を受け，自然破裂を来して大出血に至ると考えられているが，本症の発症には副腎皮質ステロイドホルモンの過剰産生が関与しているとの説もある．『デュラフォイ（デュラフォア）潰瘍』の名称が浸透しているが，いわゆる消化性潰瘍ではない．
（日本救急医学会編『医学用語解説集』より一部抜粋）

※2：AEF with gastrointestinal bleeding（英文はUpToDate®より引用）
　　　　　　　　　　　　　　　　　　　　　　　　　　※筆者の拙訳を添えておきます．
The very low incidence of this condition in the general population puts AEF low in the differential diagnosis of gastrointestinal bleeding. Thus, the condition is much less likely to be recognized by non-specialty clinicians, who may not have sufficient awareness of this entity, and who may have the following misconceptions：
AEFの発生率は極めて稀であるため，消化管出血症状の鑑別診断として挙げられることは少ない．したがって，症状がAEFによるものかどうかに十分な注意を払わない非専門医にとって，その存在を認識することは難しく，以下の誤解を生み出すことになる．
・That all AEFs will inevitably bleed.（すべてのAEFは必ず出血する）
・That gastrointestinal bleeding in a patient with a previous prosthetic aortic reconstruction indicates unequivocally the presence of an AEF.（以前に大動脈人工血管置換術を受けている患者が消化管出血を起こした場合は，AEFの存在が明らかであることを示している）
・That an absence of bleeding excludes the presence of an AEF.（出血症状がなければAEFの存在を否定できる）
・That AEF is excluded if another etiology for gastrointestinal bleeding is found.（AEF以外に消化管出血の原因が見つかれば，AEFの存在は除外できる）

There is no absolute correlation between gastrointestinal bleeding and the presence or absence of an AEF.
消化管出血とAEFの存在の有無に明確な関連性はない．

Case 2

嘔吐症状で搬送されてきた患者さん

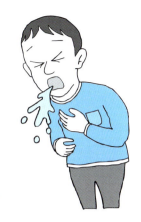

救急搬送時の状況

　30歳代の患者さんが嘔吐・下痢症状で救急搬送されてきました．
　その2週間前に，同様の下痢，腹痛，嘔吐症状で当院内科に1週間ほど入院していたことがわかりました．入院中の血液検査や腹部CT検査では原因特定には至らず，もともと強迫神経症で精神科通院歴がありましたので，心因性を疑われ"過敏性腸症候群"と診断されていました．
　搬送時は，何だか苦しそうなことは表情から見て取れましたが，全身状態は悪くありません．ぐったりした様子ながらも会話はできましたので，今回は嘔吐症状が強めに出ているようです．

【バイタルサイン】
　血圧：142/68 mmHg，心拍数：118/分，Spo_2（room air）：98％

救急医の対応

・2週間前の入院精査で明らかな器質的疾患がないことがわかっている
⇒「そこから新たな疾患が出てくるかな？　若いし，精神的なものだろうな」
・退院してからも体調はすぐれなかったと本人がいっている
⇒「症状は継続している．整腸剤内服では改善しないのだから，精神的なものだな」
・当日はつらくて救急車を要請した
⇒「まだ精神的に不安定なのだろうなあ～」
　目の前の患者さんを診察しながら，T医の頭のなかはこのような考えで占められていました．腹部に明らかな圧痛所見がなく，血液検査でも肝機能や腎機能，炎症所見を含めてそれほど問題は見受けられませんでした．
　一見，重症ではなさそうですが，退院して間もない患者さんの不安に応えるために，「まあ，入院させておくほうが無難だろうなあ～」と思い，入院の手続きを取ったのです．入院担当は，つい2週間前の入院時に診ていた内科の先生にお願いしました．内科の先生は，嫌な顔ひとつせず「また来られましたか～．入院させておいてもらえますか，私が担当しますので」といってくださいました．

救急医の反省点

　まあ，通常ならここまでで ER の対応としては"一丁上がり"です．
　ですから，ER の看護師さんから，「先生，患者さんが頭痛と嘔気を訴えていますけど──」といわれても，「大丈夫，大丈夫！　プリンペラン®（メトクロプラミド）1アン

プルでも点滴しとこうかあ〜」くらいの対応でした……．

患者さんは内科病棟に再入院し，過敏性腸症候群の再燃として点滴と制吐薬などの投与を受け，経過観察していく治療方針でした．

ただ……，今回の入院では前回入院時とは異なり，激しい頭痛と嘔吐が主な症状で，腹痛や下痢などの消化器症状はさほど訴えませんでした．主治医である内科の先生も，当初は心因的要素を疑っていましたが，今まで頭痛を訴えたことがなく，かつ強いものであったため頭部CTを撮影しました．

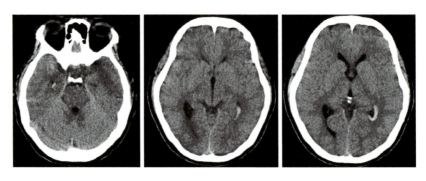

その頭部CT写真を見て，びっっくりっっ！！でした．

読者の先生方は，わかりますでしょうかね？　下図の青色で囲んだ部分です．右側脳室の下角，左側脳室三角部に少量ながら血腫を認めています．脳実質内には明らかな異常所見を認めませんでした．引き続いて脳血管の造影CTを撮影したところ，前交通動脈（A-com）と右内頸動脈-後大脳動脈分岐部（IC-PC）に動脈瘤を認めました．

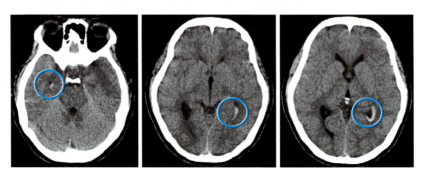

そうです，くも膜下出血（SAH）でした……．その後，患者さんは，脳外科に転科して開頭での脳動脈瘤クリッピング術を受けて，約3週間後に独歩で退院しました．

冷静に振り返ってみれば，今まで頭痛を訴えたことはカルテには記載されていませんでしたが，嘔吐，下痢，腹痛を訴えているのだし，頭痛があれば訴えて不思議はないだろう，という思い込みがあったのですね．医療に「たられば」はないわけですけど，もしこの患者さんが初診で搬送されていたとしたら──，あるいは腹痛に加えて嘔吐や軽度の頭痛を訴えていたとしたら──，腹部CTに追加して頭部CTも撮影していたと思います……．

そう反省しつつも，わずか2週間前に様々な精査を受けて器質性疾患を否定されているわけですから，「来院時に診断がつかなくても，これは仕方ないのかな……」とも正直に思

います．これって，救急医の"逃げ"でしょうか!?

- 退院したばかりの患者さんが再入院した場合は要注意
- 通院中の患者さんが新たな症状を訴えた場合も要注意

今回の症例のポイントは上記の点だったかな，と思っています．

Answer ▶ くも膜下出血（Subarachnoid hemorrhage：SAH）

Case 3

嘔気・嘔吐症状で搬送されてきた患者さん

救急搬送時の状況

80歳代の患者さんが嘔気・嘔吐症状で救急搬送されてきました．

パーキンソン病などで近医内科クリニックに通院中です．抗パーキンソン病薬のほかに，普段から"左足がつる"とのことで漢方薬の芍薬甘草湯が処方されていました．芍薬甘草湯の内服で，足のつり症状は軽快していたとのことでした．

当日の朝から左右の足がつり始め，かつ症状が普段より強かったため，午前中に芍薬甘草湯を"5袋"も内服してしまったのです．そして昼食を摂った1時間後から嘔気症状が出現，摂取した昼食内容を嘔吐してしまったとのことでした．その後も嘔気症状が強く，かかりつけの近医内科に電話で相談したところ救急車要請を勧められ，当院へ搬送されたという経緯です．今まで開腹術の既往歴はありませんでした．

【バイタルサイン】

血圧：138/61 mmHg，心拍数：92/分で整，SpO$_2$（room air）：99％，体温：36.0℃

意識も清明で，全身状態は一見して"悪くなさそう"でした．腹痛という訴えはなく，腹部触診しても嘔気が増強するのみで圧痛はありませんでした．

血液検査でも，肝・腎機能，炎症所見など特記すべき異常値はありませんでした．腹部

血液一般検査

	結果	単位	下限値	上限値
白血球（WBC）	7.9	×10^3/μL	4	9
赤血球（RBC）	3.76	×10^6/μL	5	7
ヘモグロビン（Hgb）	12.4	g/dL	14	18
ヘマトクリット（Hct）	37.3	％	40	52
血小板（PLT）	251	×10^3/μL	150	350

生化学検査

	結果	単位	下限値	上限値		結果	単位	下限値	上限値
GOT（AST）	33	U/L	11	31	Na	138	mEq/L	140	146
GPT（ALT）	12	U/L	7	42	K	3.8	mEq/L	3.5	4.8
ALP	429	U/L	133	312	Cl	98	mEq/L	103	111
LDH	257	U/L	116	214	BUN	20.5	mg/dL	8	19.7
γ-GTP	16	U/L	11	75	Cre	0.68	mg/dL	0.5	1
CPK	342	U/L	48	280	CRP	0.06	mg/dL	0	0.31
T. Bil	1.0	mg/dL	0.2	1.2	血糖	155	mg/dL	60	110
アミラーゼ	93	U/L	45	140					

CTを撮影しました．

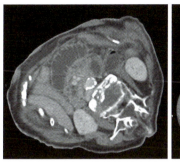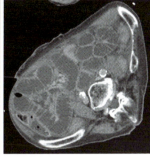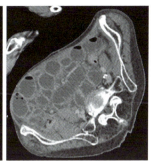

　結構な小腸壁の浮腫とniveau像（鏡面像）を認めましたが，腹水貯留はありません．腹部触診でも圧痛はほとんどありませんでしたから，「腹部の手術歴はないから，癒着性イレウスはないかな……？　感染性腸炎かな？」なんて思っていました．

　まあ，読者の先生方もそんなところでしょうか～？

　患者さんを入院させ，翌朝までの点滴と嘔気が強くなった場合に制吐薬を投与する旨の予測指示を出して経過観察することとしました．

●●● 薬剤の副作用をどうみるか

　ただ，実は気になったところがありました．「芍薬甘草湯を普段よりも多めに内服していた」という点です．

　すでに，「Mission 3　嘔吐患者に対応せよ！」のなかで，

> 　嘔吐症状が内服薬の副作用である場合，特に内服開始早期に起こることが多いので，「ここ最近，特に1〜2週間以内くらいで新たに処方され，飲み始めた薬はないですか？」と聞いてみるほうがよいと思います．

と述べました．

　実は，以前に芍薬甘草湯を内服した実体験を持つ"信頼できる"同僚の話が気になっていました．その同僚の実体験とは，以下のような内容でした．

- 芍薬甘草湯を内服すると，だいたい嘔気と起立性低血圧の症状が出ることが多かった．
- あまりに気持ち悪かったので内服しなかったところ，その日の嘔気症状は軽度であった．
- そのため自分が感じていた嘔気症状は芍薬甘草湯のせいなのでは？――と思っていた．

　ここで芍薬甘草湯の添付文書に記載されている内容を一部抜粋します．「重大な副作用」として，①間質性肺炎，②偽アルドステロン症，③うっ血性心不全，心室細動，心室頻拍，④ミオパチー，⑤肝機能障害，黄疸，が記載されています．ここらへんは，やはり頻度が

高く，重篤な症状ですので，覚えておくべきところだと思います．

で，次に「その他の副作用」と続きます．

	頻度不明
過敏症	発疹，発赤，掻痒等
消化器	悪心，嘔吐，下痢等

まあ，こんな感じですよね，どの薬剤も．

薬剤には，どのようなものであっても，すべてアレルギーとしての"過敏症"と異物としての"消化器症状"は出現し得るものです．薬物を内服する際の"宿命"ともいえるでしょうか．起こる人には起こるし，起こらない人には起こらない．

そもそも，複数種類の薬剤を内服している患者さん（現代において，単一種類の内服薬のみで通院継続されている患者さんなどほぼいないといっても過言ではありません）では，どの薬剤が副作用を引き起こしているのかを判断することはとてもじゃないが，"できない類"のことです．

救急医の反省点

この，正直"どの薬剤添付文書にも記載されている"副作用ですけど，そこに"信頼できる"同僚の実体験談が加わってしまい，芍薬甘草湯を過量内服したことによる嘔気・嘔吐症状であると思い込んでしまったのです（笑）．

しかも，さらによくない（本来は"よくないこと"ではありませんが）ことに，芍薬甘草湯の服用中止の指示を出して入院させて，経過観察していたところ，嘔気・嘔吐症状は見事に改善したのです．

患者さんは「お陰様で入院したらよく眠れました．今朝は何ともないです」なんておっしゃいます．ですから，"芍薬甘草湯による症状"ということで，頭のなかでは犯人捜しはすでに完了していました！　ついでに，退院時には「今後は，足がつっても薬をたくさん飲んではダメですよ～．今回のような吐き気が起きますからね～！」などと，患者さんへの指導シーンも"入力済み"になっていました（笑）．

そんなところに，入院時に撮影した腹部CT画像が放射線科医に読影された結果が出ました．その読影結果を見て，思わず「えーーーーっ!?」となりました．

骨盤の外に見えている腸管像，そうですね，右大腿ヘルニアでした……．そう，最後のスライスまでちゃんと見ていなかったのでした．ただちに消化器外科にコンサルトし，患者さんは手術目的に消化器外科病棟へ移りました．

あとで振り返ってみると，入院してから嘔気・嘔吐症状が改善したのは，おそらく大腿ヘルニアが自然に整復されて環納したためではないかと思われました．

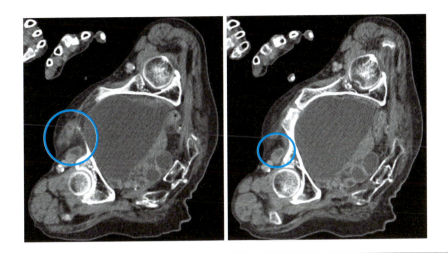

- 信頼できる同僚の実体験（以前に経験した実症例も含む）は，診断に大きな影響を与える（笑）
- 撮影したCT画像は全スライス画像をちゃんと確認しておく

　上記が今回の症例のポイントだったかなーーと思っています．それにしても，やっぱり放射線科医による読影結果は，ほんと有難いです！

Answer ▶右大腿ヘルニア

Case 4

腹痛（心窩部痛）で受診された患者さん

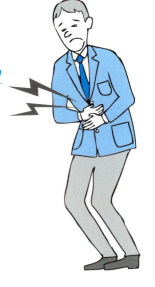

●●● 受診時の状況

　40歳代の患者さんが心窩部痛で一次医療機関から紹介されてきました．既往歴，内服歴，アレルギー歴ともない男性です．受診当日の朝4時頃，就寝中に激しい心窩部痛で目が覚めたとのことです．なんとか我慢して出勤はしたものの，日中ほとんど何も口にできなかったとのこと．夕方になっても心窩部痛が改善しないため，一次医療機関を受診し，当院を紹介されたというわけです．

　来院時のバイタルサインに異常所見はありませんでした．

血液一般検査

	結果	単位	下限値	上限値
白血球（WBC）	13.8	$\times 10^3/\mu L$	4	9
赤血球（RBC）	5.77	$\times 10^6/\mu L$	5	7
ヘモグロビン（Hgb）	17.7	g/dL	14	18
ヘマトクリット（Hct）	52.7	%	40	52
血小板（PLT）	223.0	$\times 10^3/\mu L$	150	350

生化学検査

	結果	単位	下限値	上限値		結果	単位	下限値	上限値
GOT（AST）	33	U/L	11	31	Na	140	mEq/L	140	146
GPT（ALT）	56	U/L	7	42	K	4.0	mEq/L	3.5	4.8
ALP	171	U/L	133	312	Cl	101	mEq/L	103	111
LDH	196	U/L	116	214	BUN	11.3	mg/dL	8	19.7
γ-GTP	79	U/L	11	75	Cre	0.93	mg/dL	0.5	1
CPK	132	U/L	48	280	CRP	1.03	mg/dL	0	0.31
T. Bil	1.2	mg/dL	0.2	1.2	血糖	120	mg/dL	60	110
アミラーゼ	56	U/L	45	140					

　意識は清明で，お腹が痛そうではあるものの，全身状態は一見して"悪くなさそう"でした．聴取してみると，心窩部痛に加えて"胸焼け"のような症状もあるとのことでした．心窩部に自発痛はありますが，明らかな圧痛は認めませんでした．

　また，肝逸脱酵素，膵酵素，炎症所見のいずれもさほど問題ありませんでした．まあ，しいていえば白血球が軽度上昇しているくらいですかね．

画像診断から得られること

読者の先生方，ご質問どうぞ．

「心筋逸脱酵素は測定していないの？」——妥当な質問です．トロポニンは 10.0 未満 pg/mL（正常：0〜34.2）でした．

「12 誘導心電図はどうなの？」——妥当な質問です．正常洞調律で，明らかな ST 変化は見られませんでした．

「CT などの画像検索は？」——妥当な質問です．胸部単純 CT 画像をお示ししましょう．ここにお示ししませんが，腹部 CT 画像には特に異常所見ありませんでした．

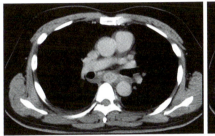
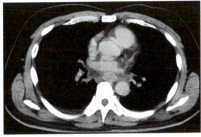

しかし，実は軽度の右胸水貯留があるのですが，読者の先生方はわかりますでしょうか？ さらに所見があります．

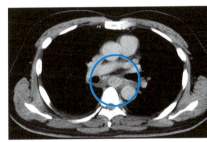
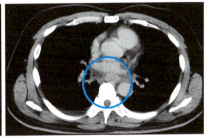

図示したように，食道壁が浮腫状に肥厚して周囲に液体貯留を来しています．冠状断画像を呈示します．食道が上部〜腹部まで見事に浮腫状に肥厚しているのがはっきりとわかります．ちなみに胃壁には浮腫は見られませんでした．

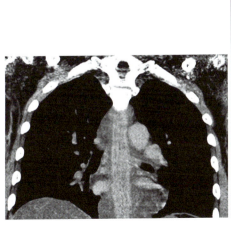
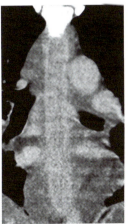

「特発性食道破裂……？」——着想は悪くありません（笑）．
　確かに，心窩部痛に加えて，CTで食道周囲の浮腫と胸水がありますからね．ただ，①嘔吐症状が先行していないこと（嘔吐の際の急激な食道内圧上昇により，食道壁に裂創が入ることがほとんどです），②食道周囲の気腫像がないこと（食道壁が破裂してるわけですから，CTならば気腫像が見えることがほとんどです）から，特発性食道破裂を積極的には疑いませんでした．
　結局，患者さんは経過観察目的で入院となり，急性腹症に加えて，急性冠症候群や特発性食道破裂などを念頭に置きつつ，症状や血液検査でフォローしていくことにしました．心窩部痛に加えて嘔気症状はなお継続しましたが，翌日の血液検査では軽度の肝機能上昇が見られる程度で，膵酵素や心筋逸脱酵素などに異常所見は見られませんでした．

　さあ，読者の先生方は，ここでいったい何を考えますでしょうか？
　「もう一度，12誘導心電図を再検してみては？」——いいですね．翌日も12誘導心電図再検してみましたが，変化はありませんでした．
　「受診前までの食事内容は？」——大変いい質問です！（笑）　確かに，受診する前日に，居酒屋でサバを含めて数種類の刺身を食べていたという情報を聴取していました．
　「それじゃあ，アニサキスだっ！」——そうですよね！　ただ，浮腫はほぼ食道だけに認め，胃壁に認めないのは変ですよね⁉　だってアニサキスといえば，胃壁に食らいつくヤツと，すぐにイメージとして浮かんできますからね．
　食道壁に食らいつくアニサキスって，正直あまりイメージになかったなぁ～～，なんて思いましたけど，でも白黒はっきりさせるためには上部消化管内視鏡検査ですよね．消化器内科の先生に頼んで内視鏡検査をやってもらいました．
　そうしたら——，いましたっ‼　にょろ～っとした気味悪いものが（笑）‼　鉗子で把持してアニサキス虫体を摘出したところです．

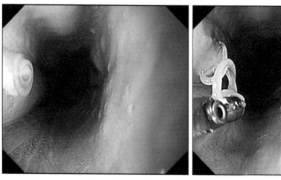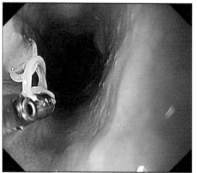

　これで，見事にアニサキス虫体は除去されました．そして患者さんの症状も改善しました．

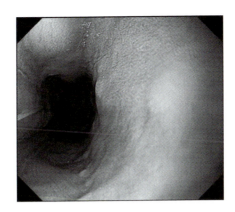

● 食道アニサキス症

　食道アニサキス症というのは大変稀なんですよね．1962～1996年に九州の医療機関で行ったアニサキス症調査の集計によると，胃アニサキス症が15,364例あったのに対し，食道アニサキス症は42例のみだったと報告されています[1]．とても珍しい症例でした．ですから，始めはわからなくっても，しょうがないですかねえ～⁉（笑）

　一般的に，胃アニサキス症では強い上腹部痛や嘔吐が症状の中心といわれていますけど，食道アニサキス症では胸背部不快感などの虚血性心疾患と似たような症状を来すことが多いとされます．

　ちなみに，サバを食べると蕁麻疹が出現する人の75％で抗アニサキスIgE抗体の上昇が見られる[2]ことから，サバによる急性蕁麻疹もアニサキス虫体に対するアレルギーであるとされています．

- 食道アニサキスでの腹部診察所見は，圧痛など所見に乏しい
- 虚血性心疾患（大動脈解離を含む）との鑑別に迷うことがある
- 症状が出現した直近の食事内容をよく確認すること
- アニサキス症を疑った場合は上部消化管内視鏡検査が推奨される

　上記が今回の症例のポイントだったかな，と思っています．

Answer ▶食道アニサキス症

参考文献
1) 飯野治彦，下河辺正行，城隆一郎，他：九州のアニサキス症　第10次アンケート調査．*Clin Parasitol*．1997，**8**：107-109．
2) Kasuya S, Hamano H, Izumi S. Mackerel-induced urticaria and Anisakis. *Lancet*. 1990, **335**（8690）：665.

Case 5

腹痛・下痢症状で受診された患者さん

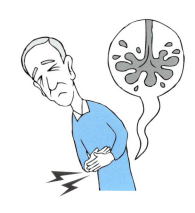

救急搬送時の状況

70歳代の男性患者さんが腹痛・下痢で二次医療機関から紹介受診されました．脳梗塞，逆流性食道炎の既往はありますが，心房細動はありません．

受診当日の昼頃，腹部の違和感を自覚．その後下痢があり，痛みが増悪・持続するため，前医受診．前医の血液検査，CTでは明らかな異常を指摘できませんでしたが，痛みが強く，オピオイドのペンタゾシンを投与されたそうです．その後症状は軽減しましたが，急性腹症の可能性があり，外科的対応が難しいとのことで当院へ紹介となりました．

救急医の対応

来院時，呼吸状態は安定していましたが，血圧は205/99 mmHgと高値でした．HR 55/分洞調律です．熱はありませんでした．意識は清明で，痛みは"良くなった"と話していました．腹痛時は冷汗があったそうです．診察上は特に異常なく，腹部に圧痛も認めませんでした．

炎症反応と膵酵素が上昇しています．前医のCTを確認しましたが（放射線科医も読影），膵炎を示唆する所見はなく，他に明らかな異常を指摘できませんでした．

消化器内科と消化器外科に相談したところ，「CTで膵炎の所見もないし，緊急性はないでしょう」との返事でした．

「消化器内科，消化器外科，放射線科が異常ないっていっているし，帰ってもらっていいかな．でも，血圧も高いし，冷や汗が出るほどの激痛っていうのが少し気になるけど……．帰宅して様子をみてもらおうか」ということで，患者さんに帰宅してよい旨を伝えました．

ところが，患者さんが帰る準備をしていたときに便意があり，トイレで排便したところ下血．虚血性腸炎の疑いで，消化器科に入院となりました．

血液一般検査

	結果	単位	下限値	上限値
白血球（WBC）	18.8	$\times 10^3/\mu L$	4	9
赤血球（RBC）	5.02	$\times 10^6/\mu L$	5	7
ヘモグロビン（Hgb）	16.8	g/dL	14	18
ヘマトクリット（Hct）	50.6	%	40	52
血小板（PLT）	190	$\times 10^3/\mu L$	150	350

生化学検査

	結果	単位	下限値	上限値		結果	単位	下限値	上限値
GOT (AST)	75	U/L	11	31	アミラーゼ	432	U/L	45	140
GPT (ALT)	30	U/L	7	42	リパーゼ	70	U/L	13	49
ALP	210	U/L	133	312	Na	142	mEq/L	140	146
LDH	381	U/L	116	214	K	3.8	mEq/L	3.5	4.8
γ-GTP	88	U/L	11	75	Cl	102	mEq/L	103	111
CPK	122	U/L	48	280	BUN	19.5	mg/dL	8	19.7
T. Bil	0.5	mg/dL	0.2	1.2	Cre	0.74	mg/dL	0.5	1
TP	8.0	g/dL	6.7	8.3	CRP	0.03	mg/dL	0	0.31
アルブミン	4.4	g/dL	3.9	4.9	血糖	172	mg/dL	60	110

救急医の反省点

　入院後には，複数回の下血がありました．翌朝，腹痛が再燃，頻呼吸・頻脈が出現し，バイタルサインが悪化しました．CTを再検したところ，上腸間膜動脈塞栓症を認めました．この結果を以て前日のCTを見直してみると，確かに上腸間膜動脈塞栓症はありました．いい訳になってしまいますが，画質が荒く，非常に見づらかったということはあります．患者さんは，外科にて緊急手術となりました．

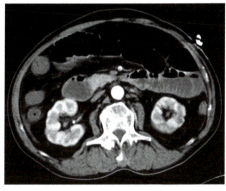
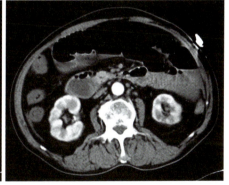

　高齢者は，難聴や認知症などで病歴聴取が難しいうえに，神経，筋骨格，免疫などの加齢変化により，身体所見もわかりにくくなります[1]．急性腸管虚血は，突然の強い腹痛（Hyperactive phase）の後，虚血が遷延・腸管壊死し，痛みを感じなくなってきます（Paralytic phase）．その後，腹膜炎が進行し，ショック状態となります（Shock phase）[2]．痛みの軽減時期がときに存在することに注意が必要です．この症例で唯一良かったことは，無理に帰宅させなかったことでした．

- 高齢者の急性腹症は，たとえ身体所見，検査所見が大したことがなくても，重症疾患が隠れていることがある
- 観察入院や観察室を利用して時間経過を見ることも大切
- 上腸間膜動脈塞栓症は，虚血が進行して痛みが軽減することがある

この症例では，この3点がポイントでした．

Answer ▶ 上腸間膜動脈（SMA）塞栓症

参考文献

1) Leuthauser A, McVane B. Abdominal Pain in the Geriatric Patient. *Emerg Med Clin North Am*. 2016, **34**（2）: 363-375.
2) 窪田忠夫．急性腸管虚血．ブラッシュアップ急性腹症．中外医学社．2014, p156-157.

Case 6

嘔吐・下痢症状で搬送されてきた患者さん

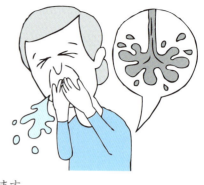

救急搬送時の状況

70歳代の女性患者さんが下痢・嘔吐症状で救急搬送されました．高血圧，脂質異常症の既往があります．

受診同日夜に便意を自覚し，数回下痢あり．その後，嘔気・嘔吐も出現し，呼吸苦やふらつきもあったことから，救急要請し当院へ搬送されました．救急隊からは，「全身状態は落ち着いていますが，モニター上RR間隔は不整でした」との申し送りがありました．

来院時，便意は残存していましたが，嘔気や腹痛は消失していました．意識は清明で，呼吸数26回と軽度の頻呼吸がありましたが，SpO_2 100%（room）でした．血圧は156/80 mmHg，HR 80/分洞調律でした．腹部は平坦・軟で，明らかな圧痛も認めませんでした．

血液一般検査

	結果	単位	下限値	上限値
白血球（WBC）	14.8	$\times 10^3/\mu L$	4	9
赤血球（RBC）	4.72	$\times 10^6/\mu L$	5	7
ヘモグロビン（Hgb）	14.9	g/dL	14	18
ヘマトクリット（Hct）	45.7	%	40	52
血小板（PLT）	290	$\times 10^3/\mu L$	150	350

生化学検査

	結果	単位	下限値	上限値		結果	単位	下限値	上限値
GOT（AST）	31	U/L	11	31	アミラーゼ	100	U/L	45	140
GPT（ALT）	23	U/L	7	42	Na	140	mEq/L	140	146
ALP	270	U/L	133	312	K	4.0	mEq/L	3.5	4.8
LDH	231	U/L	116	214	Cl	102	mEq/L	103	111
γ-GTP	79	U/L	11	75	BUN	24.5	mg/dL	8	19.7
CPK	188	U/L	48	280	Cre	0.82	mg/dL	0.5	1
T. Bil	0.6	mg/dL	0.2	1.2	CRP	0.03	mg/dL	0	0.31
TP	8.0	g/dL	6.7	8.3	血糖	150	mg/dL	60	110
アルブミン	4.8	g/dL	3.9	4.9					

救急医の対応

研修医：「嘔吐と下痢があるし，胃腸炎ですよね．輸液は必要そうだから，血液検査もしておこうと思います．モニターで不整があるということだったので，心電図は一応オーダーしておきます」

脱水による腎障害がありそうですが，他に大きな異常はなさそうです．その後，ERで嘔吐しましたが，淡血性でした．
研修医：「心電図は問題ありませんでした．胃腸炎とマロリーワイス症候群だと思います．補液したら帰宅でいいですよね？」
指導医：「症状から胃腸炎だろうし，それでいいよ」
　救急外来の心電図は，後日，循環器科で確認されることになっていて，数日後，循環器科から連絡がありました．
循環器科医：「先日，救急外来受診した患者さんの心電図で急性冠症候群が疑われるものがありました」
研修医：「えっ，そうですか?!　ありがとうございます……」
　患者さんは循環器科に入院となりましたが，回旋枝近位部に狭窄を認めました．

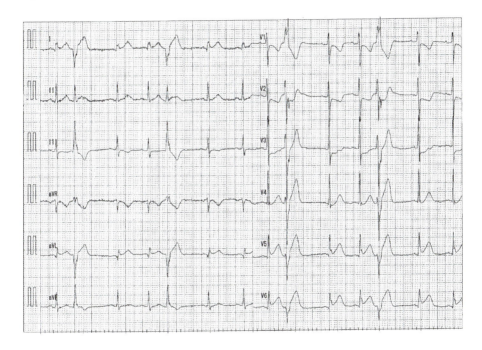

●●● 救急医の反省点

　急性冠症候群では，女性，糖尿病，高齢者で典型的な胸痛を生じないことが多いといわれています[1-3]．非典型症状としては，息切れ，発汗，嘔気，嘔吐などがあり，「心窩部痛，嘔吐から安易に胃腸炎と診断するな」ということがいわれています．

　この症例に対する研修医の対応は心電図を施行したところまではよかったですし，冷静に心電図を読めば，診断は決して難しいものではありませんでした．本症例では下痢もあったため胃腸炎でよいと思い込み，診断の早期閉鎖（「Mission 5　下痢患者に対応せよ！」132ページ参照）が生じ，入念に読まなかった点が反省点と思われます．

- 嘔吐，下痢のみで，胃腸炎と確定診断しない
- 女性，高齢の急性心筋梗塞の患者は，胸痛を伴わないことがある

Answer ▶ 急性心筋梗塞

参考文献

1) McSweeney JC, Cody M, O'Sullivan P, *et al*. Women's early warning symptoms of acute myocardial infarction. *Circulation*. 2003, **108** (21) : 2619-2623.
2) Brieger D, Eagle KA, Goodman SG, *et al*. Acute coronary syndromes without chest pain, an underdiagnosed and undertreated high-risk group : insights from the Global Registry of Acute Coronary Events. *Chest*. 2004, **126** (2) : 461-469.
3) Sheifer SE, Manolio TA, Gersh BJ. Unrecognized myocardial infarction. *Ann Intern Med*. 2001, **135** (9) : 801-811.

Case 7

腹痛・嘔吐・下痢症状で受診された患者さん

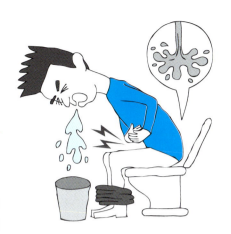

●●● 救急受診時の状況

20歳代の男性患者さんが，腹痛・嘔吐・下痢症状で一次医療機関から紹介受診されました．既往歴，内服歴，アレルギー歴に特筆すべき事項のない健康な男性です．

前日夜に腹部膨満感を自覚．嘔吐，下痢も出現．同日昼に腹痛も出現し，近くのクリニックに受診し，胃腸炎の診断で整腸剤処方．夜になっても症状が変わらないとのことで，救急診療所を受診しました．CRP 14.7と炎症反応上昇があり，虫垂炎疑いで夜中に当院を紹介受診しました．

来院時38℃の発熱はありましたが，呼吸，循環は安定していました．意識は清明で，痛みは"良くなった"と話し，明らかな圧痛も認めませんでした．話を聞いていくと，3日前に回転寿司を食べたとの情報がありました．

炎症反応が上昇していますが，原因を示すような特異的な異常はなさそうですね．脱水による腎障害がありそうです．

血液一般検査

	結果	単位	下限値	上限値
白血球（WBC）	6.6	$\times 10^3/\mu L$	4	9
赤血球（RBC）	5.79	$\times 10^6/\mu L$	5	7
ヘモグロビン（Hgb）	17.7	g/dL	14	18
ヘマトクリット（Hct）	52.9	%	40	52
血小板（PLT）	150	$\times 10^3/\mu L$	150	350

生化学検査

	結果	単位	下限値	上限値		結果	単位	下限値	上限値
GOT（AST）	21	U/L	11	31	アミラーゼ	32	U/L	45	140
GPT（ALT）	11	U/L	7	42	リパーゼ	11	U/L	13	49
ALP	120	U/L	133	312	Na	135	mEq/L	140	146
LDH	270	U/L	116	214	K	4.6	mEq/L	3.5	4.8
γ-GTP	15	U/L	11	75	Cl	104	mEq/L	103	111
CPK	148	U/L	48	280	BUN	26.5	mg/dL	8	19.7
T. Bil	2.8	mg/dL	0.2	1.2	Cre	1.26	mg/dL	0.5	1
D. Bil	0.1	mg/dL		0.5	CRP	14.10	mg/dL	0	0.31
TP	8.8	g/dL	6.7	8.3	血糖	140	mg/dL	60	110
アルブミン	5.0	g/dL	3.9	4.9					

救急医の対応

「腹痛,嘔吐,下痢があるし,腹痛症状も軽快している.典型的な胃腸炎だよな.でも,虫垂炎疑いで紹介されているし,CTで除外しておくか.脱水が強いし,単純で撮影しよう」

「イレウスだな.ひどい胃腸炎って,麻痺性イレウスになるしなあ.寿司食べたって話もあったし,アニサキスかもしれないな.消化器科の先生にお願いして入院にしよう.どうせ補液と禁食だし,朝までこっちで診ておこう」

(電話)「胃腸炎による麻痺性イレウスと思われる患者がいます.入院にしますので,朝引き継いでもらっていいですか? よろしくお願いします」

ということで,胃管を挿入し,入院としました.入院後は,朝までバイタルには変動なく,腹痛の増悪もありませんでした.また胃管排液は700 mLもあり,トイレでの排尿はありませんでした.

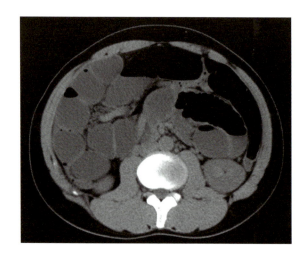

救急医の反省点

朝,放射線科医から電話がありました."朝一"の放射線科医からの電話は,良くない知らせが多いです…….

放射線科医:「昨日のイレウスですけど,絞扼性イレウスで,緊急手術が必要ですよ」
救急医:「えっ,そうですか?! ありがとうございました」

確かに高度脱水,若いのに腎障害も出現していて,尿量も確保できていません.S医は,「変だと思ったんだよなあ〜〜.消化器内科の先生に何て謝ればいいだろう」と思いつつ,消化器外科に相談し,緊急手術となりました.術後診断は腸間膜軸捻転でした.

- 手術歴のない小腸閉塞には注意(癒着はないはず,絞扼性の所見を隈なく探そう)
- 腹痛,嘔吐,下痢で「胃腸炎」と決めつけない
- CT読影に自信がなければ,放射線科や消化器内科・消化器外科など,複数医師で読影すべき

本症例から教えられたこと

本症例の臨床経過からでは，診断は非常に難しいと思います．腹痛，嘔吐，下痢で来院し，しかも来院時は症状消失．バイタルサインも発熱がある以外は安定です．しかし，この症例のように，何か典型的ではないと違和感を覚えるケースでは，診断の早期閉鎖に気をつけること（「Mission 5　下痢患者に対応せよ！」132 ページを参照），複数の医師に積極的に相談することが重要です．

「イレウス」についてここで少し補足しておきます．

イレウスと腸閉塞って，日本では同じ意味合いで使われますね．でも，欧米だと定義が異なるので注意が必要です．欧米では，イレウスとは，腸に閉塞がないものを指します．日本でいう，麻痺性イレウスですね．今回のような症例は，欧米の定義だと，最終診断は小腸閉塞になります．小腸閉塞と大腸閉塞も別の病態なので，分けて考えたほうがよいです．

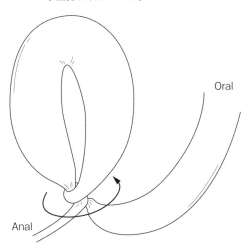

小腸捻転（closed loop obstruction）

Answer ▶腸間膜軸捻転による小腸閉塞

参考文献
1）窪田忠夫．小腸閉塞．ブラッシュアップ急性腹症．中外医学社．2014．p68-88．

父親

田中敏春

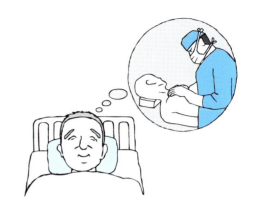

　実は，本書の執筆という自分には光栄すぎるお話を頂戴したとき，直感で「最後は父親のことを書くことになるかも……」なんて思っていました．

　私自身にとって，今までの臨床経験のなかで"最も想い出に残っている"患者さんは，間違いなく自分の父親であるといえます．私は，"患者として"の父親から多くのことを学び，悩み，傷つき，決断を求められ，最終的には医師としての多いなる成長をもたらしてくれた存在です．その「症例経過」をここに記載したいと思います．

　読者の先生方にとっては，長くて正直全くまとまりのない内容だと思いますし，読んでいて楽しくない内容かもしれません……．今のうちに謝っておきます，ごめんなさい．でも，誤解を恐れずいえば，こんなに"潔い"患者さんが過去に確かにいたということを知ってほしいという気持ちは強くあります．そして，こうやって書くことで，永年自分のなかにあった"喉のつかえ"を取り除きたいという思いもあるのかもしれません．

　はっきりいって，これは父親自慢です（笑）．ここで，父親自慢をすることをお許しいただければと思います．

　私の父親は，ひと言でいえば，とにかく真面目を絵に描いたような人でした．でも，真面目な一方で，楽しいことも好きで"遊び心"を忘れない人でもありました．そんな父親のお茶目な（？）部分を私が十二分に受け継いでいるのかもしれません，今になって思えば．

　私が大学生のときです．ある日，父親からアパートに小包が届いたので開けてみると，なんと小包の中身は"哲学書"でした！「ちぇっ！」と思いますよね（笑）．貧乏学生ですから，食糧や生活必需品，もっと直截にいえば"現金"を期待するでしょ，普通は．

　なのに，中身は"デカルト"ですよ!?　普通ありえませんよ．「我思う，ゆえに我あり」なんていう言葉を知ったところで，お腹はいっぱいになりませんから．ですから，当然，部屋の片隅に小包のままでほうっておいたのですけど，しばらくたって父親から電話があったのです．

　「父さんが送った本，ちゃんと読んだか？」

　「あ～，あれね，読んだよ」と素っ気なく（内容を聞かれたら適当に答えておけば，どう

せばれないだろうと思っていました）答えたところ，父は笑いながら「嘘をつけ，読んでないだろ？」「ん??」──はっと気がついて，部屋の隅に置きっぱなしの哲学書のページをめくってみると，最後のページになんと2枚の"福沢諭吉"…（笑）が挟まれていたのでした．

　こんなふうで，ほんと真面目を絵に描いたような性格の一方で，冗談好きな一面も持っている──父親はそんな人でした．

　私が救急医として最も忙しくしていた頃の話です．救急医として，まさに上り調子の時期だったと思います．たくさんの患者さんを診て，たくさんの患者さんを救い，そしてたくさんの患者さんを失い……，ほんと大変な時期でしたけどその時期があったから救急医としての今の自分が存在していることは間違いありません．ただ，盆も正月も当時の自分の辞書にはなかったですねえ，なんだか恰好つけちゃいますけど．

　そんな頃，珍しく実家の父親から私のもとに電話が入りました．父親からの電話なんて滅多にないことでしたから，「いったいどうしたの？」と聞くと，困惑しているようなか細い声で「父さん，最近どうも身体の調子がおかしいんだ……」というのでした．今になっては言い訳でしかありませんが，その頃は本当に忙しかったですし，何よりも，父親は酒もタバコもやらないので，それまで全く持病も何もなく，"かかりつけ医"なんてものも必要ないくらい健康だってことわかっていましたから，「悪いんだけど，今さ～ほんとに忙しいんだよ．自分の身体のことが心配なら，近くの開業医にでも行って診てもらったら？」と，冷たく言い放ってしまったことを覚えています．

　男も30近くにもなると，父親とそんなに会話しないですよね？　なんだか，照れもあるし．そんな話題をきっかけにしてでも，全く実家に帰ってこない息子の近況でも，聞きたくなったのかな，なんて勘ぐってしまったぐらいです．でもそれは，"医師"としてはやってはいけないことでした．今になって思い返せば，「もっと父親，いや"患者さん"の声にしっかりと耳を傾けておくべきだった」，そう思います．

　私の冷たい言葉に父親は「そうか……」といって，それ以上何も言わずに電話を切ったのでした．その場面を思い出すと，自分の情けなさに今でも自然と涙が滲んでしまいます……．

　父親から電話が来たことも忘れつつあった頃，また父親から電話がありました．
「どうしたの？」
「父さん，近くの開業医の先生のところに行って診てもらってきたよ」
「あ～，前にそんなこといっていたね．で，結果はどうだったの？」
「先生に診てもらったけど，別に特別悪いところはないっていわれたよ……」
「よかったじゃない!?　これでもう心配ないよね」
「いやあ，でもやっぱり身体の調子が変なんだ……．忙しいと思うけど，一度実家に帰ってきてもらえないか？　直接，話をしたいんだ」
「今は，ほんと忙しいんだよ．悪いけどさ，とても帰ってられないよ！」　私の口をつい

て出たのは，そんなつっけんどんな返事でした．今になって振り返ると，どうしてそんなにいらついていたのか，自分でもよくわかりません．やっぱり，忙しくて身体にも心にも余裕がなかったのでしょうね．「その程度のことで，わざわざ電話してくるのか？」と思ってしまったのでした．

　それが取り返しのつかないほどに完全な間違いだったことに気づいたのは，それから1か月ほど経過した頃でした．
　父親が，実家近くの病院に救急車で搬送されて緊急入院したと，家族から連絡が入ったのです．それまで救急車を呼んだことなど一度もない家庭でしたから，とても驚きました．急いで職場を後にして，実家近くの入院先の病院へ向けて車を飛ばしました．
　病院に到着し，前もって聞いていた病室に向かうと，確かに父親はベッドに寝ていました．幸い会話は普通にできる状態で，全身状態もさほど悪くなさそうです．
　「おお，来てくれたか．心配かけて悪かったね」
　で久しぶりに見た父親の姿は，一見して，そう，医師の眼からは"病気に罹っている人"そのものでした．
　父親と久しぶりに会った私の眼には，涙が止め処もなく溢れてきました．父親への申し訳なさ，自分自身への情けなさ，「なぜ，ちゃんと父親の声に耳を傾けなかったのだろうか」という，取り返しのつかないどうしようもない想い——そうした様々な気持ちが自分の頭のなかをぐるぐると駆け巡って，「父さんごめん，もっと早く帰ってくるべきだったね」と声をかけるのが精一杯でした．
　父親は，自身の身体に起こっている異変を誰よりも先に"医師である"息子に伝えようとしてくれていたのでした．血液検査で特別な異常がなくても，レントゲン検査で特別な異常が見られなくても．なのに，信頼していたはずの"医師"に冷たくあしらわれてしまった……のです．今，そのときの父親の気持ちを想像すると，胸が張り裂けそうです．

　息子が医師であることは主治医の先生も知っておられましたので，私との面談で主治医の先生は率直に「先生のお父様はほぼ間違いなく△△」と，病名を伝えてくださいました．「たぶん助からないだろうな」，そのときそう直感しました．
　そこには，家族として，息子として困惑し，狼狽している"自分"と同時に，「これは，開業医の先生には"わかりにくい病気"だったろうなあ〜，まして母親じゃ．父親には，いったいなんて説明したらいいのだろうか？」なんて，医師として妙に納得をしている"自分"がいました．
　主治医の先生から説明を受けた後，私は入院先の病院を後にして職場に戻ることにしました．父親と家族には，「これからいろいろ検査をしていくことになるそうで，どうやら父さんの病気はなかなか診断が難しそうだと主治医の先生から聞いたよ．主治医の先生からは今後俺に連絡くれることになっているからさ，病名がわかったら俺から連絡するから」と伝えて．そして，父親のほうは，数日後に自宅へ戻ることになりました．

職場に戻ったものの，自分のほうは気もそぞろで，父親の病気のことが頭から離れずなかなか仕事に身が入りませんでした．いったいどう父親に，そして家族に病気のことを説明したらいいのか？　父親はどうなるのだろうか，やっぱり死ぬことになるのだろうか──．残される家族はどうなるのか──．結論の出ない考えばかりが頭のなかをぐるぐると駆け巡り整理がつきませんでした．

　私は思い切って，父親の病気について勤務先の当該科の部長先生に相談してみることにしました．ひととおり私の話を聞いていた部長先生は，「田中先生，先生さえよろしければ，お父さんをこの病院に入院させてもらえませんか？　私もお父さんを診察してみたいのです．お父さんが入院された病院の主治医の先生はよく知っていますから，私から連絡しておきますよ」とおっしゃってくださいました．部長先生が私に配慮してくださっていることは明らかでした．

　父をあらためて診察やら検査をしてみたところで，診断名や治療方針に大きな変更がないことはわかりきっていましたし，何より「田中先生，親孝行してあげてください」と話の最後におっしゃったことがすべてでした．

　そのようにいっていただけて，本当に嬉しかったですね．急いで実家に電話すると，母親が出ましたので，「うちの病院に入院してもらってもう少し検査してみてはどうか？」と提案しました．母親はもちろんのこと，なにより父親が喜んでくれました．まあ，確かに当施設は新潟県内で No.1 の病院ですから（笑）！　やっぱり自分の息子が勤務する病院に入院できるってことは，嬉しいものなのでしょうかね．

　約2週間後，父親は家族が運転する車に乗って実家からはるばる私が勤務する病院にやってきました．すでに車から降りるのがやっとで，歩くこともなかなか難しくなっており，車椅子での入院となりました．きっちり2週間の入院予定です．自分にとってこの2週間はまさに"最後の親孝行"という位置づけでした．父親にはいくつかの検査の予定は入っていましたが，基本的に暇な入院生活でしたので，よく読書やTVを見ていたように思います．

　当時の私は，仕事が終わると私服に着替えて病室へ行き，ベッド脇の椅子に座りながら父親といろいろと話す毎日でした．しかし話の内容といえば，あえてお互いに病気の話を避けるような雰囲気で，これが本当にどーでもいい内容の世間話なのでした（笑）．あと，昔の思い出話なども結構しましたね．「こんな間近で父親と会話するなんて，いったい何年振りだろうかなあ」なんて思いながら．やっぱり，父親と息子ってそんなに話をしないものなのだと思います，特に親元を離れてしまうと．わが家はそうでしたね．

　そして，「あと，どれくらいこうして父親と話せるのだろうか」とも思わずにはいられませんでした．

　話が変わりますが，当時の私は，結構，他の科の先生方から患者さんの中心静脈ルート（特に鎖骨下静脈）挿入を依頼されていました．当時は，超音波ガイド下でのCV挿入手技はあまり普及していませんでしたし，何より私はとても上手だったのですよ（笑）！　現

在，超音波ガイド下ですいすいCVラインを挿入しているレジデントの姿を見ていると，もはや"名人芸"は必要とされなくなったんだなあ，なんて思います．

　で，父親の入院中，偶然にも父親と同室の患者さんへのCVライン挿入の依頼が来ました．私は，仕事着のユニフォームで病室へ行き，父親の隣のベッドで寝ている患者さんに挨拶をしてから右鎖骨下静脈に鮮やかな手さばきでCVラインを入れたのです．

　その日の夕方，いつもどおりに私服に着替えて病室に向かうと，「今日初めてお前が医師として仕事しているのを見たよ．父さん，とても嬉しかったよ」と父親がしみじみいったのでした．そして，私のほうは「医師として仕事している息子の姿を見せてあげられてよかった」，そんな風に思ったのでした．

　幸せな時間というものは，あっという間に過ぎてしまうものです．いよいよ退院日が近づいてきた頃，主治医である部長先生から父親と家族全員に病状を説明していただける機会がやってきました．もちろん，私も家族の一員として私服に着替えて面談室に臨みました．その一方で，病名の告知に関しては，中途半端な嘘など父親には簡単に見抜かれてしまうと思い，私から正直に病状説明をすることにしていただいたのでした．

　「残念だけど，父さんの病気は現代の医学では治せない病気なんだよ……」　そう説明しながら，涙があふれている自分に気がつきました．父は目を閉じながら，私の説明をじっと黙って聞いていました．そして聞き終わって，最後に微笑みながら「そうか，正直にいってもらえてよかったよ．悲しいことなど全然ないぞ，父さんの人生はとても素晴らしいものだったよ」といってくれたのです．父親の言葉に救われるとともに，父親のすごさを感じました．

　でも，この後さらに父親のすごさを実感することになったのです．

　説明した翌日に病室を訪れると，父は普段どおりにイヤホンでTVを見ていました．声をかけると，「おお来たのか，昨日はありがとう．この病院は本当にいい病院だね．お前がこんな素晴らしい病院で働けていることに感謝しなきゃな．看護師さんたちも素晴らしい人ばかりだよ．実は昨日『田中さんは，本当に田中先生に似てらっしゃいますね』といわれて，当たり前だけど父さんとっても嬉しかったよ」　そう，穏やかに，自然に話しかけてくれました．まるで，自分に死期が迫っていることを全然理解していないかのように──．

　退院することになり，父は自らの意思で，実家近くの病院に転院するのではなく，開業医の先生に往診してもらいながら自宅で療養することを希望しました．自分に残された時間が短いことを知りながらも，決して悲しみに暮れることも家族に八つ当たりすることも全くなく，普段どおりの生活を続けたのです．自分自身の病気の原因がはっきりしてからは，かえって以前より笑顔が多くなったように思いました．

　「父さんの病気，ぼける病気でなくてよかったよ」なんて，笑顔でいわれてしまうと，息子としては返す言葉も見当たらず，「本当に強い人なんだな」と，父親ながら感心してしまうのでした．さらに，「痛み止めや睡眠薬などの薬も特段いらない」といってのけたことには，息子としてだけでなく医師としてすごく驚きました．

今まで，医師として様々な患者さんを見てきましたが，自分の死期が迫っていることをしっかりと受け止めながらも，これほど穏やかに普段どおりに過ごせる患者さんを後にも先にも父親以外には見ていません．私の父親は，父親としてだけでなく患者さんとして本当にすごい人でした．

　ただ父親の病気の進行は，想像していたよりかなり早いものでした．病院から自宅へ戻って1週間経つか経たないかのうちに，父親が「呼吸が苦しい」といっていると，実家から連絡が来ました．でも私の心のうちは，不思議と悲しい気持ちよりも「いよいよだな」と，父親の最期にしっかりと向き合わなければならないという医師としての使命感で満ちていました．「父が自分の病気としっかり向き合ったのだから，自分も医師として父親の最期としっかりと向き合う」という覚悟ができたのだと思います．

　何とか仕事を終わらせて，病院から未記入の死亡診断書を1枚拝借（厳密には職場の備品を持ち出すことはいけません，読者の先生方は決して真似しないこと）して，再び実家へと車を飛ばしたのでした．

　実家へ到着し，急いで父親の寝るベッドに向かいました．父親の呼吸は，すでにかなり苦しそうになっていました．「父さん帰ってきたよ！　傍にいるからね」，父親の耳に口を近づけて大声で伝えました．そうすると，ようやく「ああ…ありがとう．なかなか息をするのが難しくなってきたな……」，耳を口元に近づけてようやく聞き取れるほどのか細い声でした．

　徐々に下顎呼吸になっていく父．そして徐呼吸になっていく父．父の最期を，父の人生を，息子として，そして医師としてしかと括目して見届けようと思いました．

　胸郭の動きが止まり，橈骨動脈が触れなくなり，自宅にあった懐中電灯で照らした父の瞳は確かに散大していました．私が父親の最期を確認しました．母親と家族に囲まれて，穏やかに安らかに父親は自宅のベッドの上で逝ったのでした．

　翌朝，父親を往診してくださっていた開業医の先生に報告とご挨拶を済ませ，私が記載した父親の死亡診断書を市役所に持参し，手続きをしました．読者の先生方のなかにも，死亡診断書を書いたことがある人は結構いるでしょう．私も今まで救急医として数多くの死亡診断書を書きました．最高で1日に4枚書いたこともあります．そんな私ですけど，死亡届を書くのは初めてのことでした．ご存知でしょうか，死亡診断書の隣面（死亡診断書は折られていることが多いですから，裏面？）が死亡届となっていて，家族が記載することになっています．

　市役所で死亡届の各欄を記入し終わり窓口に持って行ったわけですが，ふと「そういえば，死亡診断書と死亡届の記載者の名前が同じで，ちゃんと受理されるのかな？」なんて，妙な不安が頭をよぎりました．確かに，滅多にないことでしょう．幸い，窓口で何をいわれることもなく，父親の死亡届は受理されました．

　死亡届を無事提出して実家へと戻る車内で，運転しながらまた涙があふれてきました．でも，この涙は，決して"悲しみの涙じゃない"と思えたのです．それはなんだか，ひと

つの仕事をちゃんとまっとうできた，ほっとしたような嬉し涙でした．だって，頬を伝って滴り落ちる涙はとてもとても暖かいものでしたから．

　医師として，患者である父を救うことはできなかったけど，息子として父親にしてあげられる最後の親孝行ができたと思いました．「医師でよかったな」，心からそう思えました．

父さん，あなたはほんとにカッコいい人でした．
父さん，最近昔のあなたに似てきたといわれると本当に嬉しくなります．
昔は，似ているといわれることがあんなに嫌で嫌で仕方なかったのに……．
父さん，あなたは私の誇りです．あなたの息子でよかったと心から思います．
父さん，あなたに孫の顔を見せてあげられなかったことが残念です．
父さん，あなたから見て今の俺はいい医者になっていますか？
父さん，あなたから見て今の俺はちゃんと頑張っているでしょうか？
父さん，やっぱりもう一度話したいです．無理なことは重々わかっていますけど……．

父さん，本当にありがとうございました．

各Missionで扱われる主要キーワード

あ

か

階層化（straitify）	21
確証バイアス	95
間欠痛	13
感度	110
緊急度	24
緊急輸血	64
筋性防御	15
経口補液剤（ORT）	136
下痢症	130
下痢セット	132

さ

システムエラー	132
持続痛	13
疾患確率	113
死のトンネル	40
重症度	24
小児の腹痛	31
初期輸液	81
ショックの5P	51
ショックの種類	36
ショックの認知	51
診断の早期閉鎖	32, 132
制限輸血（restrictive transfusion）	64
セーフティー・マネージメント	25, 73, 94, 121
専門医へのコンサルト	22, 44
造影CT	41

た

第一印象	7
単純CT	41
特異度	111

な

乳酸値	57, 85
妊娠（妊娠の可能性）	88, 110
認知エラー	132

は

反跳痛	15
腹痛セット	37
腹部単純X線検査	41, 90, 118
閉眼徴候（closed eye sign）	89

ま

無過失エラー	132

や

輸液負荷	35
尤度比（Likelihood ratio）	110

ら

リスク層別化（risk stratification）	59
律速段階	18

アルファベット・数字

dieulafoy潰瘍	58, 146
disposition	v.4
do no harm	82
Glasgow-Blatchford score（スコア）	60
HES製剤	81
OPQRST	12
RUSH exam	36
SAMPLE	8
2W1H	31
3W1H	5
4W2H	49

筆者略歴

田中　敏春（たなか　としはる）

　　　新潟市民病院　　　　　救命救急・循環器病・脳卒中センター　副センター長

　1995 年　　　　　　　新潟大学医学部卒業
　1995～1997 年　　　　新潟市民病院にて研修
　1997 年　　　　　　　新潟市民病院　救命救急センター
　1998 年　　　　　　　日本医科大学高度救命救急センター，国立東京災害医療センター等で研修
　1999 年　　　　　　　新潟市民病院　救命救急センター
　2010 年～　　　　　　現職

佐藤　信宏（さとう　のぶひろ）

　　　新潟市民病院　　　　　救命救急・循環器病・脳卒中センター　救急科医長

　2005 年　　　　　　　新潟大学医学部医学科卒業
　2005 年～2007 年　　　新潟県立がんセンター新潟病院で臨床研修
　2007 年～2009 年　　　新潟市民病院　救命センターで後期研修
　2009 年　　　　　　　福井大学医学部付属病院　救急部
　2010 年　　　　　　　新潟市民病院　救命救急センター
　2011 年～2014 年　　　東京都立小児総合医療センター　救命・集中治療部　救命救急科　非常勤
　2012 年　　　　　　　東京大学大学院医学系研究科公共健康医学専攻　公衆衛生学修士取得
　2013 年　　　　　　　新潟市民病院　救命救急センター　救急科医長
　2013 年　　　　　　　京都大学医学教育推進センター　研究員
　2014 年～　　　　　　新潟大学大学院医歯学総合研究科　地域疾病制御医学専攻
　　　　　　　　　　　　総合医療評価学　情報科学・統計学　博士課程

ERは最初の1時間を支配せよ！
―腹部症状患者への対応

2018年1月20日　第1版第1刷 ©

著　　　者　田中敏春・佐藤信宏
発　行　人　三輪　敏
発　行　所　株式会社シービーアール
　　　　　　東京都文京区本郷 3-32-6　〒 113-0033
　　　　　　☎(03)5840-7561　(代)　Fax(03)3816-5630
　　　　　　E-mail／sales-info@cbr-pub.com
　　　　　　ISBN 978-4-908083-24-2　C3047
　　　　　　定価は裏表紙に表示
印 刷 製 本　三報社印刷株式会社
　　　　　　© Toshiharu Tanaka 2018

本書の内容の無断複写・複製・転載は，著作権・出版権の侵害となることがありますのでご注意ください．

JCOPY ＜(社)出版者著作権管理機構　委託出版物＞
本書の無断複製は著作権法上での例外を除き禁じられています．複製される場合は，そのつど事前に，(社)出版者著作権管理機構（電話 03-3513-6969, FAX 03-3513-6979, e-mail: info@jcopy.or.jp）の許諾を得てください．